おなかの中から始める子育て

［新訂版］

胎内記憶からわかるこれだけのこと

目次

［プロローグ］
赤ちゃんにはわからないと思っていませんか？

［1章］
赤ちゃんはお母さんお父さんを選んで生まれてきます

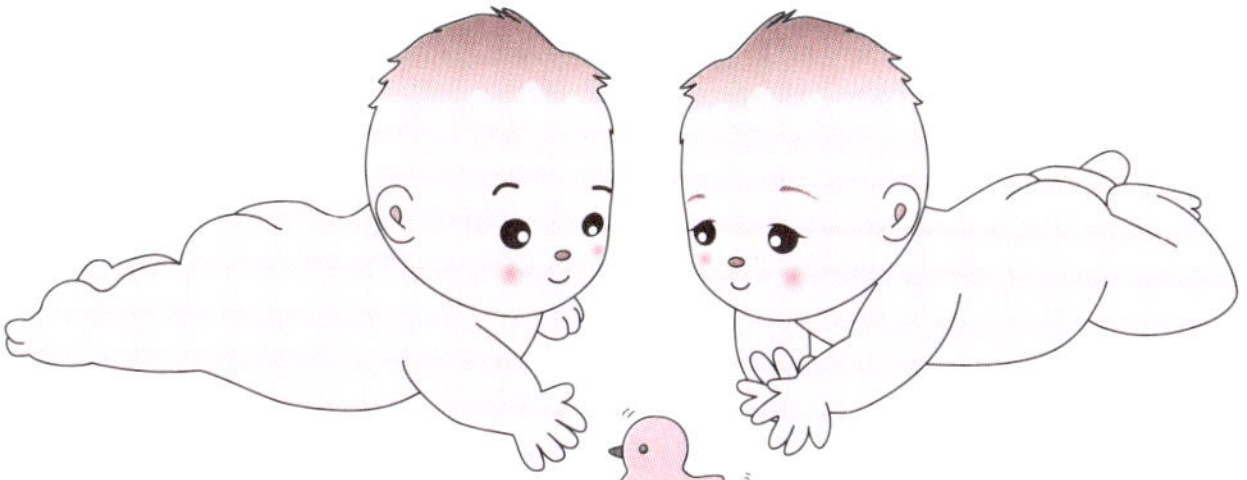

［3章］

お産は本当は気持ちがいい！

［4章］

生まれてからでもまだ間に合う

［5章］

子育てで本当に大切なこと

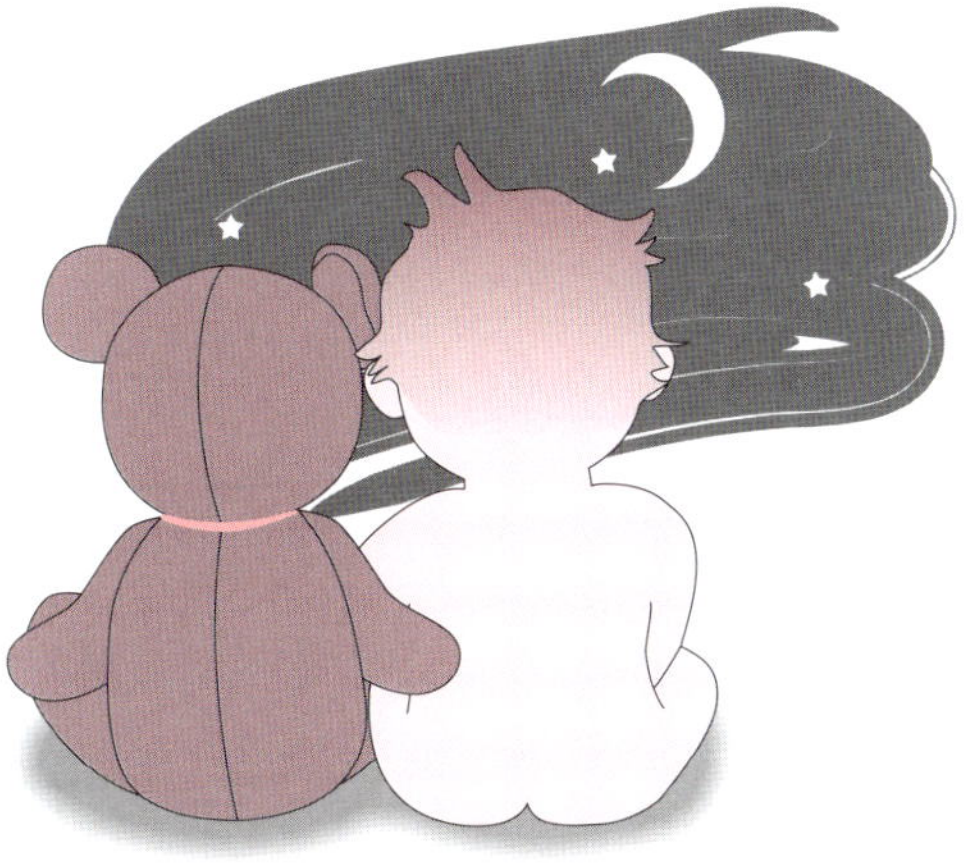

〔6章〕
お産は子育ての通過点

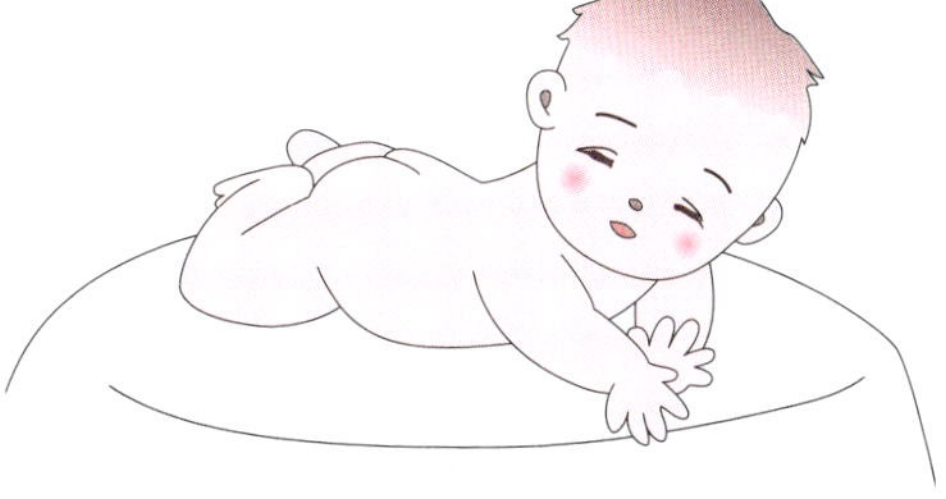

カバーイメージ――taichi_k
（gettyimages®）
装幀＋本文イラスト――大谷信之＋清水美弥子
（OVO International Inc）
編集協力――矢鋪紀子、逍遥舎

プロローグ

赤ちゃんにはわからないと
思っていませんか?

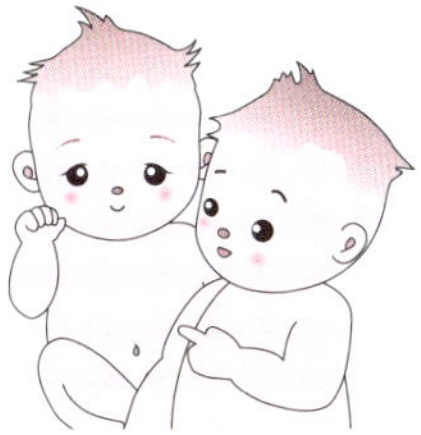

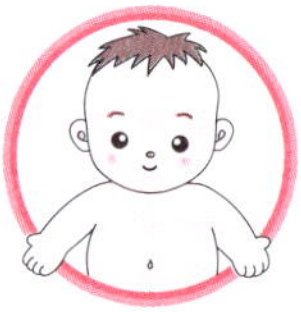

お母さんがかわいそうだから動かなかったの

赤ちゃんを授かるというのは、体も心も巻き込んだ人生の大きなドラマです。長い妊娠生活、お産、そしてついに赤ちゃんを抱っこした瞬間の記憶を、大切な心の宝物としているお母さんはたくさんいらっしゃることでしょう。

では、もし赤ちゃん自身にも、おなかにいたころや生まれたときの記憶があるとしたらどうでしょうか。

もしかしたら、小さな子どもたちなら記憶がまだ残っているかもしれない。そう考えた私は、二〇〇〇年、二歳から七歳までの子どものいるお母さん七十九人を対象にアンケートをとってみました。

すると、ほぼ半数からそういった記憶があるという答えが返ってきたのです。予想をはるかに上回る結果でした。

しかもアンケートのなかにはこんな答えがありました。

♠「どうしておなかの中であまり動かなかったの」とお母さんが聞くと、「ママが『痛い！』って言ったから。かわいそうだから、動かなかったの」と答えた………四歳九カ月／男の子

というものです。これを聞いて、お母さんには思い当たる出来事がありました。そのお子さんがおなかの中にいたとき、お母さんは上のお子さんの世話に追われていたうえ、体を思いやってくれないお父さんにいら立っていました。

そこで七カ月ごろ、胎動があまりに激しくなったとき、ついおなかを叩《たた》いて、「痛い！あまり動かないでよ」と言ったことがあったのです。

息子さんの話を聞いたお母さんは、おなかにいるときから思いやってくれていたことに感謝するとともに、申し訳ないことをしたという思いでいっぱいになったそうです。

おなかの赤ちゃんは、お母さんが何をして、何を思っているかを敏感に感じとっています。お母さんが赤ちゃんを気遣うのと同じく

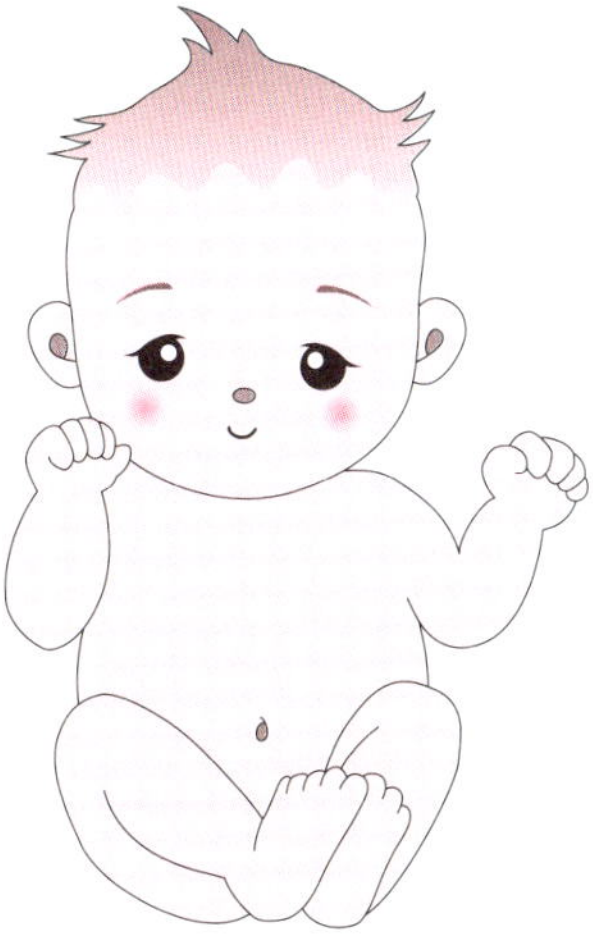

らい、もしかしたらそれ以上に、**赤ちゃんはお母さんが大好きで、お母さんを大切に思っているのです。**

また、こんな話もありました。

♥「おなかの中にいたとき、パパとママの声が聞こえたよ。パパが『ぞうさん』の歌を歌っていたの」……三歳六カ月／女の子

このお父さんは趣味で音楽をやっていて、とても歌が好きでいつもおなかに向かって歌を歌っていたそうです。生まれてからもこのお父さんとお子さんはとても仲よしだそうです。

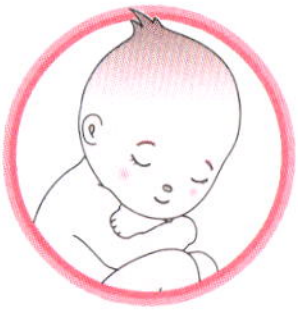

赤ちゃんは おなかの中のことを覚えている

胎内記憶は百年以上前から世界中で報告されていますが、一般的にはフロイトの学説の影響などもあって、「赤ちゃんに記憶があるはずがない」と考える人が多いようです。

しかし一九六〇年代に入ると、医療技術の発達に伴って、おなかの中の状態が少しずつ明らかにされてきました。

その結果、赤ちゃんがそれまで考えられていた以上にさまざまな能力に恵まれていることや、記憶が存在しても不思議ではないことが、科学的なデータをもとに検証されるようになったのです。

アンケート結果を集計すると、ある種の傾向があることがわかってきました。まず、おなかの中の記憶として最も多い答えは、「暗かった」「少しだけ明るかった」「赤かった」といった明るさや色を表現したものでした。


♠「暗かった。あったかい。ぷかぷか。とんとん」……一歳八カ月／男の子

♥「おなかの中は、暗くてあったかかった。ずっといたかった」……二歳八カ月／女の子

♠「おなかの中は気持ちよかった。赤かった。あったかかった。いっぱい眠ってた」……二歳六カ月／男の子

次に多かったのが、「踊っていた」「蹴《け》っていた」といった、赤ちゃん自身が動いて

いた記憶です。

♠「お母さんのおなかをポコンと蹴った」……三歳／男の子

♠「ぼくはおなかの中でいつも踊っていたんだよ。ああ、ママのおなかに戻りたいなあ」……三歳／男の子

おなかの中の様子を具体的に描写するお子さんもいましたし、自分がどんな姿勢をしていたかを覚えているお子さんもいました。

♠自分のおへそから手を伸ばしながら「おなかの中では、白いのが、こーんなふうにあったんだよ。赤ちゃんって、口の中にストローくわえて、お母さんのおへそとつながっていて、赤ちゃんのおへそをちょきんとすると出てくるんだよね」……三歳四カ月／男の子

♠「おなかの中にいたとき、指をしゃぶっていたんだよ」……二歳十一カ月／男の子

♠お母さんが第二子を妊娠中、赤ちゃんが逆子になったのを知って「ぼくは頭を下にしていたよ」……三歳三カ月／男の子

聴覚は、おなかの赤ちゃんにとって比較的早く発達する感覚の一つです。そのため、おなかの外の声が具体的に聞こえたという答えもかなり寄せられています。

♠「パパとママがおなかをなでなでして、トントンして、お話ししていたよ」……二歳七カ月／男の子

♠「『するするぽんって生まれてきてね』って、パパとママがお話ししてるのが聞こえたよ」……三歳／男の子

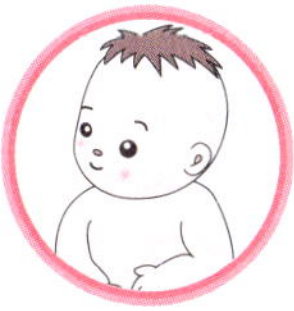

おへその穴から見ていたもん

アンケートのなかには、少し風変わりな答えもありました。「外が見えた」と答え

るお子さんまでいたのです。

♥お母さんが妊娠中、何度か散歩に行った公園に初めて連れていってもらったとき「ここ、知っているよ。おへその穴から見てたもん」

……四歳／女の子

♠妊娠中、よく夕日を浴びながら海沿いの公園を散歩したお母さんのお子さん「おなかの中にいたときね、木とか、ビルとか、電気とかが見えたよ。雲とかオレンジ色で、夕焼けみたいだった。道路もオレンジ色だった」

……二歳七カ月／男の子

♠妊娠中、ご両親と一緒に怖い番組を見ていたお母さんのお子さん「ママ、あれおもしろかったね。むかしむかし、怖いテレビ見たじゃん。じいじとばあばと見たじゃん。ぼくはママのおなかの中にいて聞いていたよ」……四歳／男の子

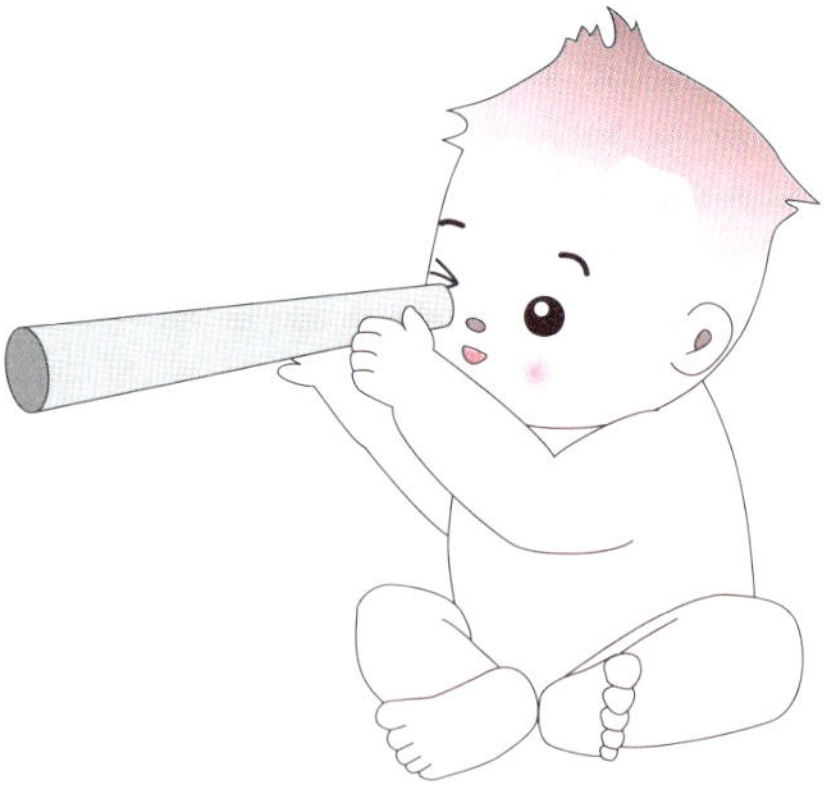

常識では信じられないかもしれませんが、人間の認識や記憶の仕組みには、まだ科学的に解明できないことがたくさんあります。

言葉どおり「おへその穴」から見えるのかどうかはともかく、おなかの赤ちゃんには従来の予想をはるかに超えた能力があって、おなかの外の様子を察知しているのはたしかなようです。

アンケートでは、生まれたときの記憶についても興味深い例がたくさん寄せられました。最も多かったのは、「痛かった」「苦しかった」など、産道を通る記憶です。

♠「赤ちゃん、出てくるとき痛いかな。ぼくは痛かったよ」……三歳九カ月／男の子

♠首をねじるまねをして「こうしないと出られないんだよ」……二歳／男の子

♠「ぼくは頭から出てきたよ。ドアを一つひとつ開けて出てきたんだ」……三歳三カ月／男の子

♠「先生が、おいで、したの。それで、はい、したの。もう、怖くない」……二歳二カ月／男の子

こういった記憶は、どんなお産だったかによってかなり異なっています。安産だった例では「覚えていない」と答えたお子さんもいましたが、難産だった例では全員が「覚えている」と答えており、しかもマイナスイメージでとらえていました。

♠予定日を九日過ぎても生まれず、陣痛促進剤を使用して丸一日かかった吸引でのお産「早く出たかったのにね、なかなか出られなかった。苦しかった。まぶしかった」……三歳／男の子

♥大きな赤ちゃんで、看護師さん二人におなかに乗って押してもらってのお産「首が痛かった」……二歳七カ月／女の子

♠酸素吸入をしながら一時間いきんでのお産「怖くてドキドキした。狭い黒い穴の中に落っこちるような感じがしたから。何か言いたかったけど、声が出なくて言えなかった」……五歳／男の子

最後の例では、お母さんはアンケートには「安産」と記していましたが、お子さんの記憶は安産のお子さんの答えとは明らかに違う表現です。

そこで再びお母さんに確認してみると、「お医者さんは安産と言っていましたが、私にとっては苦しいお産でした。頭が大きくて分娩《ぶんべん》に時間がかかり、酸素吸入をしながら一時間いきみました」とのことでした。

何をもって安産とするかは医学的にも正確な規定はないのですが、生まれたときの記憶に影響するのは、お母さんがどう感じたかという要素が大きいようです。

また、生まれた直後の様子を覚えていると言ったお子さんもたくさんいて、なかでも「まぶしかった」という答えが多くみられました。向こう側に明るい光が見えるトンネルを抜けて生まれてきたという答えは、よくあるようです。

♥「出てくるとき、頭が痛かった。とてもまぶしくて、寒かった。お母さんの顔がとても不思議で、ずうっと見てた」………二歳八カ月／女の子

♠列車でトンネルに入ったとき突然「あ、赤ちゃんが生まれる！」トンネルを抜けて「生まれたあ！」………二歳十一カ月／男の子

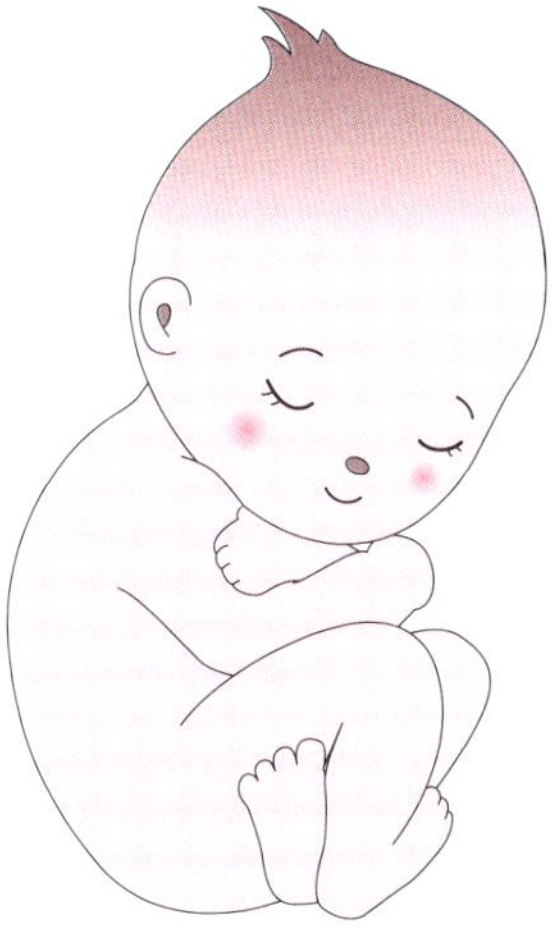

♥「おなかから出たら、明るくてまぶしかった。人がいっぱいいて、パパが歌っていたよ」………三歳六カ月／女の子

周囲の会話を覚えている例もありました。

♠「『するするぽんって生まれてきてね』って、パパとママがお話ししているのが聞こえたよ」………二歳／男の子

♥「ママの声、いちばんよく聞こえたよ」………二歳七カ月／女の子

これらの記憶を、生まれたあとに大人の話やテレビなどで後から得た知識にちがいないと考える人もいるかもしれません。たしかにそういう例もあるかもしれませんが、すべてがすべてそうだとは決めつけられません。

実際、アンケートのなかには、親がお子さんに話していないことや、本人でなければわからないことをはっきり覚えているお子さんもいました。そんななかで、破水や胎便をしたことを記憶しているお子さんもいました。

♠ジャバッと音がするほど多量の破水があったお産「生まれたとき、ジャバッとおしっこしたんよ」………四歳八カ月／男の子

♥胎便があって羊水が濁っていたお産「おなかの中でうんちをしちゃったの。何かがのどに詰まって、オエッてなったよ」………三歳四カ月／女の子

最後の例では、「誕生後すぐにのどに管を入れて羊水を吸い出す処置をしました。のどが詰まったというのは、その処置のことだと思います」とお母さんは言っています。

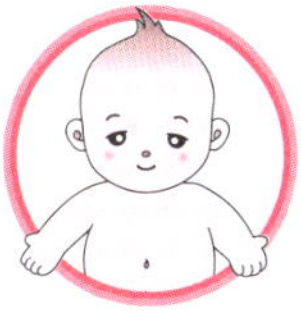

赤ちゃんがおなかに宿ったら絆づくりを始めよう

この時点でのアンケートの数は少なかったのですが、『朝日新聞』に紹介され、予想以上の大きな反響があり、その後の千人を超える調査につながりました。

これらのアンケート結果を踏まえると、赤ちゃんへの向き合い方をあらためて考え直さなければならないと感じます。

おなかの赤ちゃんは外の様子がちゃんとわかっていて、周りからの働きかけにこたえることができるということを知れば、「どうせ何もわからないだろう」と考えたときより、はるかに豊かなコミュニケーションが始められます。

赤ちゃんがおなかに宿った瞬間から、絆《きずな》づくりを始めてみませんか。おなかにいるときからコミュニケーションの練習をしていると、その後の子育てもきっとずっと楽しく、楽になるにちがいありません。

そして、そのための方法はとてもシンプルです。

たとえば、すてきなものを見たり聞いたりしたら、「楽しいね、赤ちゃん」とおなかの赤ちゃんに話しかけるのです。「いいお天気ね」「お母さんはこのお料理が好きなのよ」など、内容は何でもいいのです。

お母さんが好きな歌を歌ってあげるのもいいでしょう。赤ちゃんはきっと、おなかの中でお母さんの声に耳を傾けているはずです。

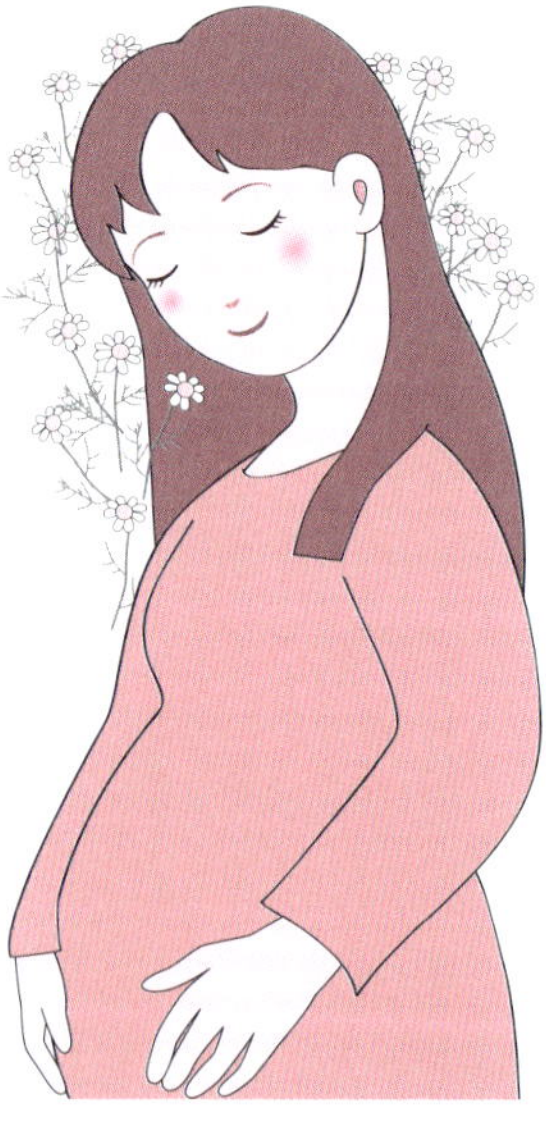

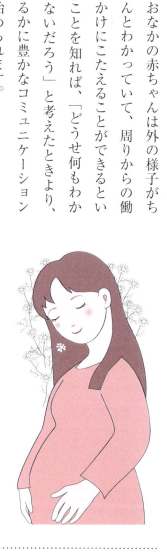

もし寂しくなったり不安になったりしたら、赤ちゃんがいつもお母さんと一緒にいて、「お母さん、大好き！」と思っていることを感じてください。赤ちゃんはお母さんの気持ちの変化に敏感で、一緒に喜んだり悲しんだりしてくれるのです。もちろんお父さんもおなかの赤ちゃんにたくさん声をかけてあげてください。いっぱいお話をしたり、歌を歌ったりしてくれるお父さんは生まれてからも大好きになるにちがいないのですから。

さらに、生まれたばかりの赤ちゃんも外の世界を敏感に感じとっていることがわかってきた今、よりよいお産のスタイルを検討する必要もあるでしょう。

お子さんたちが「生まれたとき、まぶしくて目が痛かった」とか「怖かった」などと訴えているのがわかれば、大人の価値観でお産をコントロールするより、赤ちゃんの立場でよりやさしい環境を整える必要性があることがわかるはずです。**赤ちゃんが生まれてきたときのことを覚えているのだという考えがあれば、生まれたばかりの赤ちゃんを一人の人間として見ることができるでしょう。**

従来のお産の現場では、トラブルが起きるのを恐れるあまり、過剰な処置がなされているような気がしてなりません。そして皮肉なことに、まさにその医療介入が難産をつくっているという現実もあるのです。

私たちは今、赤ちゃんの体と心の発育にとって本当に安全なお産のあり方を考え直す時期に来ています。

お産は、生まれてきたお子さんの人格形成に大きな影響を及ぼす、子育ての大切な通過点です。「この世は美しい、楽しいところだよ」と、生きる喜びとともに赤ちゃんを迎えてあげられるようなお産が増えていってほしいと思います。

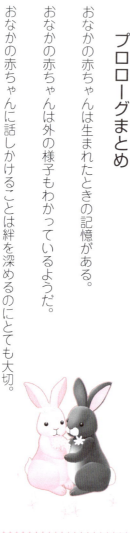

プロローグまとめ

1 おなかの赤ちゃんは生まれたときの記憶がある。

2 おなかの赤ちゃんは外の様子もわかっているようだ。

3 おなかの赤ちゃんに話しかけることは絆を深めるのにとても大切。

1章

赤ちゃんは
お母さんお父さんを選んで
生まれてきます

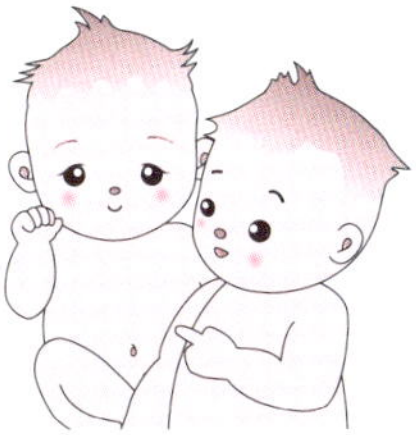

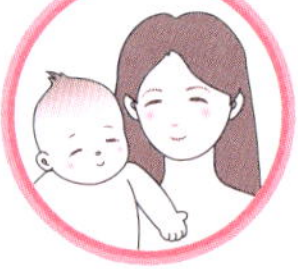

生まれたらまず抱っこ

私が妊娠中の暮らしに目を向けるきっかけになったのは、「子どもの教育はお産がよくならないとよくなりません」という、ある教育者の言葉でした。

表面的には、子どもの教育と産科医は何の関係もないように思えるかもしれません。しかし、子育ての基礎はお母さんと子どもの絆《きずな》であり、その絆づくりがすでに妊娠中から始まっているとしたら、親子がそれまで築いてきた絆を断ち切らないようにするお産の大切さが、よくわかります。

今のお産はルーチンの処置が多すぎて、お母さんと赤ちゃんの最初のふれあいを妨げてしまいがちです。多くのお産では、赤ちゃんは「元気ですよ」とお母さんに見せられたあと、体重測定などをするためすぐにお母さんから離されてしまいます。しかもそのまま新生児室に連れていかれてしまえば、お母さんは丸一日抱っこできません。

鳥などの動物は、生まれた直後に身近に目にした、動くものを親と認識し、そのあとを追います。同じように、人間の赤ちゃんにとっても、生まれた直後はお母さんとの絆をつくるとても大切な時間です。体重測定などを急ぐより、おなかの中にいたときから親しんでいたお母さんの胸に抱っこされるほうが、ずっと自然の摂理にかなっています。

そこで、私はカンガルーケアを取り入れることにしました。カンガルーケアとは、生まれたばかりでへその緒がついたままの赤ちゃんをお母さんが抱きとり、おなかの上に乗せて、肌と肌をじかにふれあわせる方法（スキン・トゥー・スキン・コンタクト）です。

もともとは南米コロンビアで始まったスタイルで、保育器が足りないときに未熟児の体温を保つため考案された方法でしたが、カンガルーケアをした赤ちゃんとお母さんの関係がとてもいいため、やがてすべての赤ちゃんを対象にするようになったのです。

カンガルーケアを実践してみると、お母さんは初めはびっくりしたようでしたが、予想以上の効果がありました。赤ちゃんの体温が下がらないという身体面のメリット

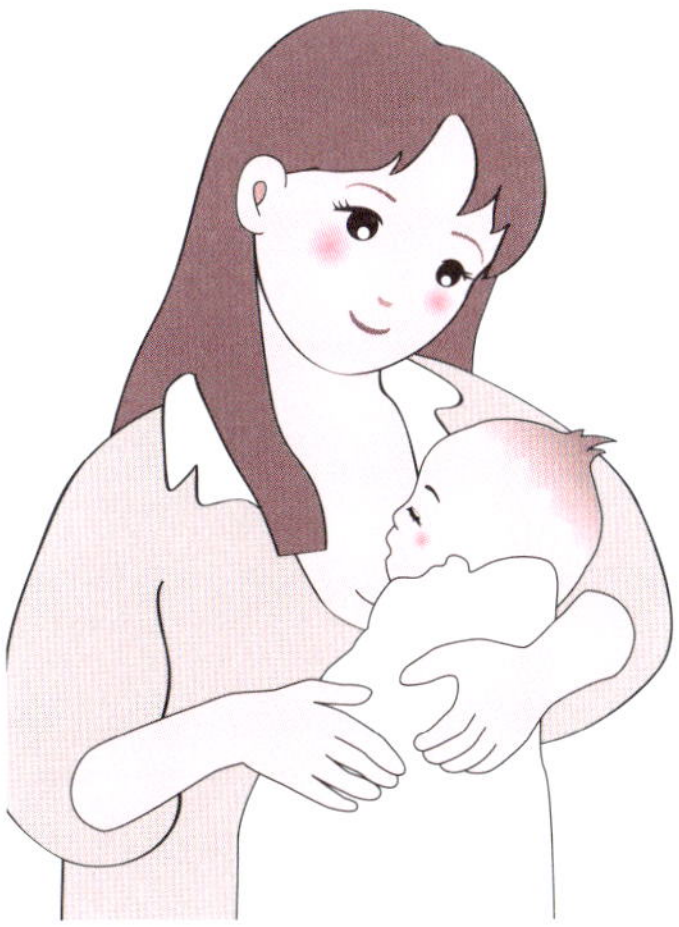

があるだけでなく、穏やかな表情をして泣き声さえあげないのです。生まれたばかりの赤ちゃんでも、お母さんとのふれあいで心が安定しているのが、表情からよくわかりました。

一方、お母さんも赤ちゃんを抱っこすると、みるみるうちに母親としての顔に変わっていきました。安らいだ表情で愛《いと》おしそうに赤ちゃんを抱く姿は、本当に感動的でした。

ところが、あるとき、「抱っこはいやです。お産で疲れたから、赤ちゃんはあっちへやってください」というお母さんが三人も続いたのです。

しかも、たいていのお母さんは赤ちゃんに「よく生まれてきたね」とか「いいお顔ね」とか話しかけるものですが、そういうお母さんは赤ちゃんに話しかけることもありません。見かねた私が「かわいい赤ちゃんですね」と言っても、「うーん……」などと言って、口ごもってしまうのです。

赤ちゃんをお父さんに渡して、「赤ちゃんに何か話してあげてください」と言ってみましたが、お父さんもまるで赤の他人に会ったかのように、黙りこくったままでした。

私はとてもショックでした。私はそれまで、女の人は赤ちゃんを産んだら自動的にお母さんになり、自然に抱っこしたくなるものと思っていたのですが、どうやらそうではなさそうなのです。

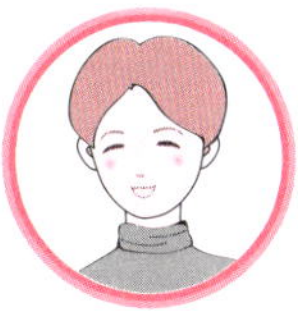

おなかからコミュニケーションの練習を

では、お母さんがお母さんになるためには、どうしたらいいのでしょうか。ふと思いついたのが、赤ちゃんがおなかの中にいるときから話しかけてもらうという方法でした。毎日話しかけていれば赤ちゃんとの絆が深まり、お母さんになる練習になるだろうと思ったのです。

そこで、私はクリニックにいらっしゃるお母さんたちに「おなかの赤ちゃんに話しかけてくださいね」と提案してみました。すると、抵抗なく話しかけられる方もいましたが、イメージがわきづらくて難しいと感じる方も多かったのです。

ちょうどそのころ、私は子どもにはおなかの中にいたときや生まれたときの記憶があるということを知りました。そこで、お母さんたちに「おなかの赤ちゃんは意識があって、周りの様子がわかっているんですよ。お母さんの声も、みんな聞こえているんですよ」とお伝えしてみたのです。

すると、ただ「赤ちゃんに話しかけてくださいね」と言っていたころよりも、話しかけてくれるお母さんがずっと増えました。そして、おなかへの話しかけをして赤ちゃんを迎える心の準備をし、カンガルーケアを実践したところ、私のクリニックではきわだった変化が表れたのです。お母さんの赤ちゃんに対する思いが、明らかに違ってきているのです。

私のクリニックでは、産後すぐの赤ちゃんはスタッフがお世話してもいいし、お母さんが同室でお世話してもいいことになっています。以前は、九割以上のお母さんが「疲れるので赤ちゃんの世話をしてほしい」とおっしゃっていました。

ところが、**カンガルーケアだけでは減らなかった夜間の赤ちゃん**

新生児預かり率

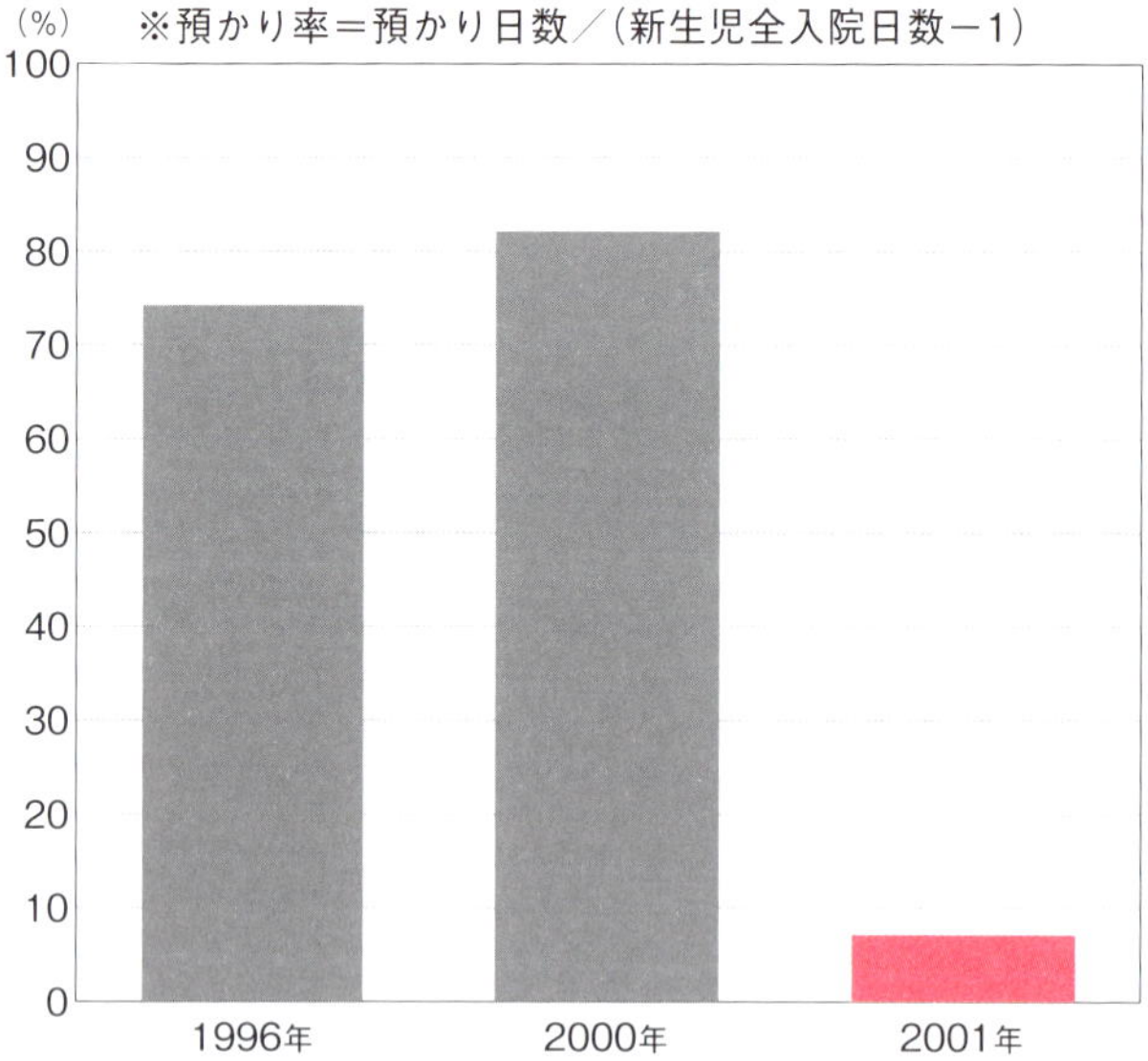

の預かりが、おなかの赤ちゃんに話しかけてもらうようにしたら急激に減って、その後赤ちゃんを預けるお母さんは一年に一人か二人しかいなくなったのです（新生児預かり率のグラフ）。

お母さんたちは赤ちゃんと離れたくなくなり、ずっとすぐそばでお世話したいと思うようになったのでした。

しかも、それまでは一カ月健診でマタニティーブルーになるお母さんが必ずいたのですが、導入後はそういうお母さんはほとんどいなくなりました。

みなさん口をそろえて、「子育ては大変なことも多いけれど楽しいし、母乳だけでほとんど間に合っています」とおっしゃいます。「赤ちゃんが何を望んでいるかよくわかるので、とても助かります」とおっしゃるご両親もぐんと増えました。

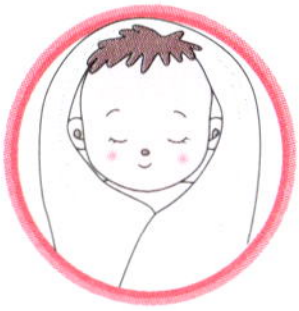

赤ちゃんには生まれたときにも表情がある

もしかしたら、おなかの赤ちゃんには意識がないという思い込みが語りかけるというお母さんになる練習を忘れさせ、生まれる前からの絆づくりを邪魔しているのかもしれません。だとしたら、その思い込みがその後の子育てに与える影響は計り知れないものがあると思います。

「おなかの赤ちゃんに意識がある」というのは、小児科学からすれば異端の考え方です。しかし、日本には昔から胎教という考えがあるように、生命の営みには近代合理主義的な科学だけではとらえられない何かがあるというのも、また事実ではないでしょうか。

お産に立ち会っていると、生まれるということは死ぬことにとても近い神秘的なことではないか、と感じることもあります。

赤ちゃんはあちらの世界で軽やかに生きていたのに、向こうから見るといったん「死んで」、こちらの世界に生まれてくるのかもしれません。

もしそうなら、私たちが死に向き合うとき恐怖を感じるように、赤ちゃんも生まれるとき恐ろしい思いをしているはずであり、産声はこの世に生まれた喜びの声どころか、あちらの世界から切り離される恐怖と不安の叫び声なのかもしれません。

大変な思いをしてこの世に来てくれた赤ちゃんを「よく来たね」と温かく迎えてあげたい。そう考えるようになってから、赤ちゃんには生まれた瞬間から豊かな表情があることに気づくようになりました。

それどころか、赤ちゃんの表情のなかには、人生経験を重ねたお年寄りの表情に似た、老成してすべてを悟っているような何かがあるのです。

カンガルーケア中の赤ちゃんが、満ち足りた表情で泣き声ひとつあげない場面に立ち会うにつれ、赤ちゃんが未熟なのは肉体だけで、その魂は成熟しているのではないか、と私は感じるようになりました。

赤ちゃんや幼い子どもは、あちらの世界から来たばかりなので、ある意味では大人よりも命の真実を悟っているのかもしれません。

そしておなかの中の記憶や生まれたときの記憶を調べるうち、その直感を裏づけるかのような、不思議なエピソードがあることもわかってきました。たとえば、お母さんが下の子の妊娠に気づく前に、上のお子さんが赤ちゃんがいることがわかったというエピソードがいくつも寄せられたのです。

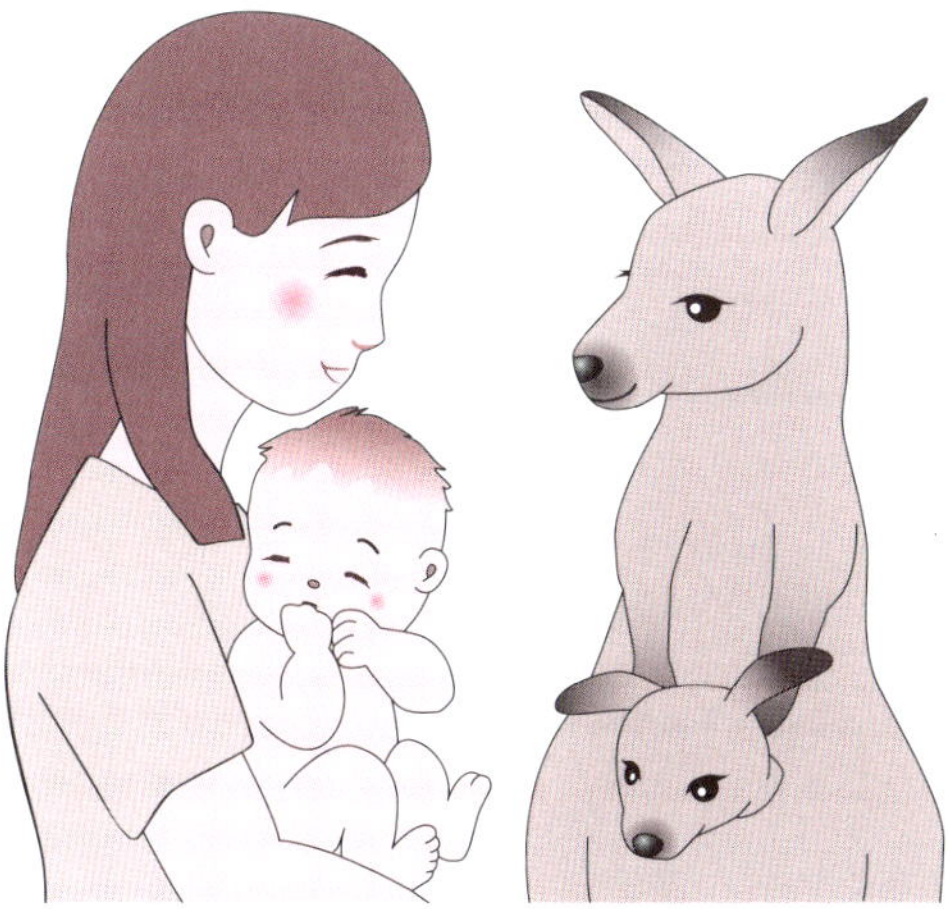

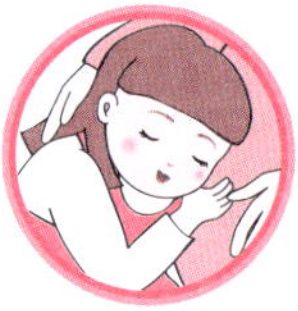

おなかの赤ちゃんと話せる子ども

♠「ぼくはニコニコお兄さんになるんだ。お兄さんになったら、二階で一人で寝るの」とふいに言い出した四日後、お母さんは妊娠を知った……二歳八カ月／男の子

♠向こうから来た人がお母さんにぶつかったとき、「ママ、赤ちゃんだいじょうぶ？」。お母さんが驚いて「ママのおなかに赤ちゃんいるの？」と聞くと、「うん、女の子だよ」と言って、おなかをなでた。数日後に検査で妊娠がわかった……三歳四カ月／男の子

♥お母さんが流産に気づく前に、「おなかの赤ちゃん、もういないよ」……二歳六カ月／女の子

おなかの赤ちゃんの様子が具体的に見えるというお子さんも多く、赤ちゃんとコミュニケーションをとれるお子さんも珍しくありません。

♠お母さんには逆子が直っているかわからなかったとき、「おなか戻っているね」。その次の健診で、たしかに逆子は直っていた。また、「ちんちんないから女の子」と、赤ちゃんの性別を当てた……三歳／男の子

♠お母さんも周囲の人たちもおなかの赤ちゃんは女の子だと信じていたとき、おなかに顔をつけて「絶対男だ。見えた」と言いきった。実際、生まれたのは男の子だった……八歳／男の子

♥お母さんが「おなかの赤ちゃん、今何しているの？」と聞いて、「寝ている」と答えてから「あ、起きた」と言い出してすぐ、赤ちゃんが動き出すことがあった……四歳／女の子

♠お母さんが「赤ちゃんにいつ生まれるか聞いて」と尋ねたところ、おなかに耳を当てて「うんうん」と言いながら聞いていて、「やったあ。明日生まれてくるって」。その翌日、本当に赤ちゃんが生まれた……二歳／男の子

さらに、数は少ないものの、受精する前を覚えているとお答えるお子さんもいました。

その記憶によると、お母さんが赤ちゃんを選んで妊娠するのではなく、赤ちゃんがお母さんを選んでいるというのです。

♠結婚して五年間、子どもをつくらないでいたお母さんのお子さん「ぼくがパパとママを選んだんだよ。ずうっと待ってたんだよ」……二歳／男の子

♠下の子が生まれたとき、「空の上から二人で一緒にお母さんを見ていたよ。『ぼくが先に行くね』と言って生まれてきたんだよ」……二歳／男の子

また、もう大人になった女性ですが、「生まれる前は雲の上で何人かのお友だちと遊んでいた。ある日、神さまのような人が近づいてきてそろそろ行きなさいと言われ、すうっと下に降りてきた」と話してくれた人もいました。

荒唐無稽《こうとうむけい》に感じられるかもしれませんが、実は退行催眠の研究によると、このような記憶はまれではないのです。

退行催眠とは、催眠をかけて過去の記憶をたどっていく療法ですが、忘れかけていた子ども時代の記憶を呼び覚ましていくうち、生まれたときの記憶、おなかの中の記

憶と時間をさかのぼり、やがて生まれる前の記憶について語りはじめる人までいるのです。

そういった記憶には大まかに共通するところがあって、それによると、人は何度も生まれ変わりながら意識の成長をめざしているということが示唆されています。人がこの世に生まれるのは、過去世で何らかの関係をもった人たちと再びめぐりあい、学びの体験を深めるためだというのです。

どんな学びをするかは、人によってそれぞれ違います。創造力を自由に発揮することをテー

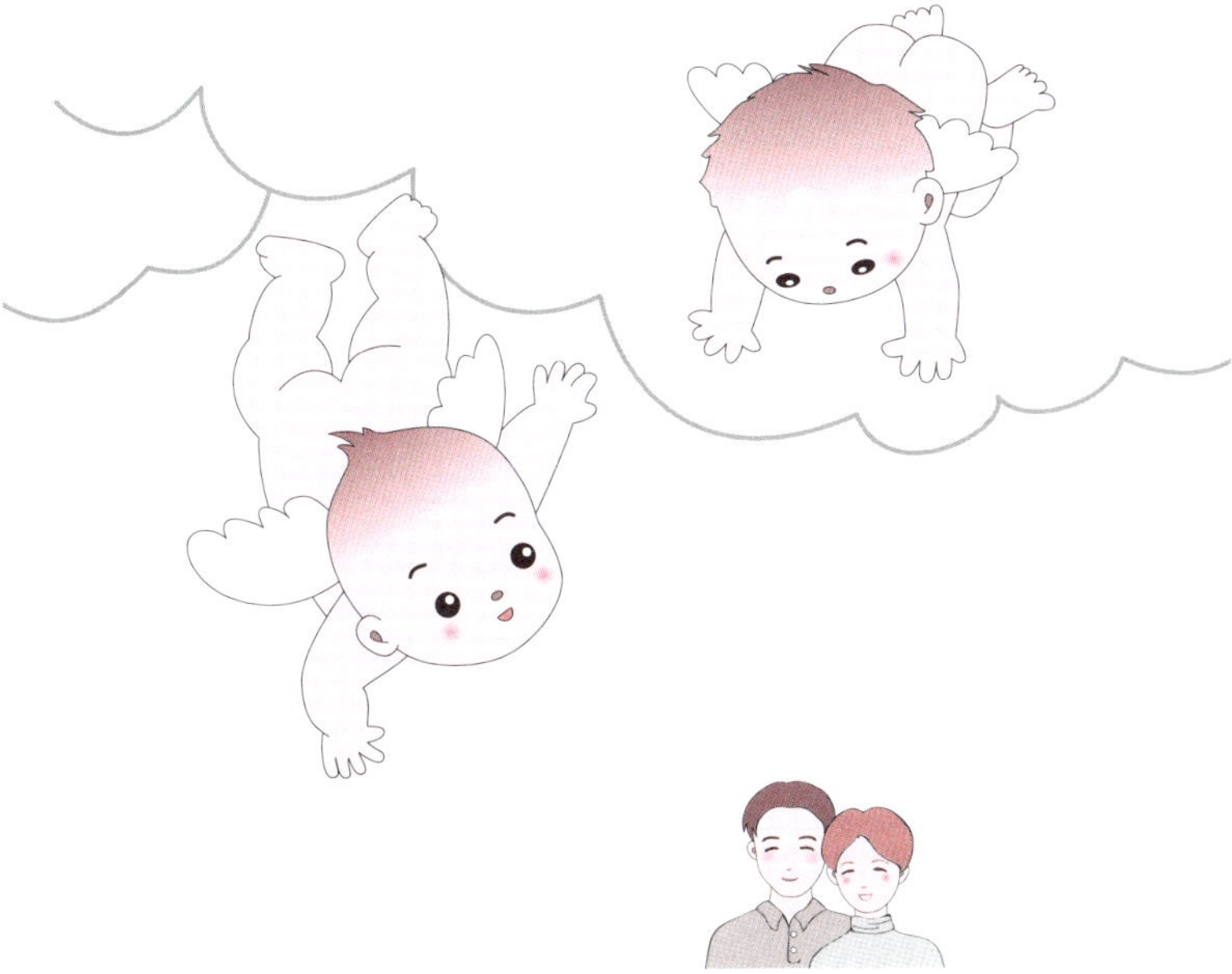

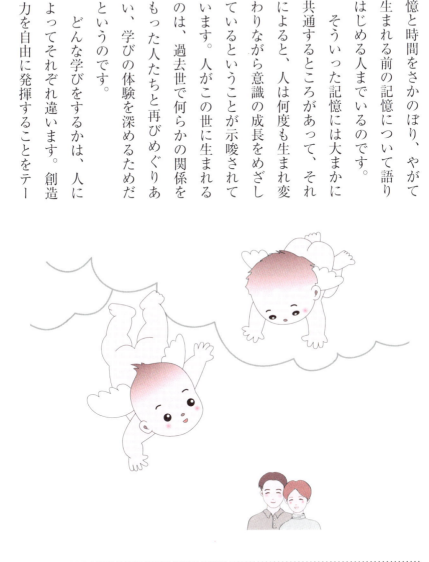

マにしている人もいれば、過去世でゆるせなかった人をゆるすことをテーマにしている人もいるでしょう。

客観的な検証は難しいとはいえ、生まれ変わりの意味について語る人たちがたくさんいることを考えると、何らかの心理的な真実が反映されているような気がしてなりません。

私たちは、自分が妊娠したくて妊娠したと考えがちですが、もしかしたら命の誕生には私たちの計算を超えた力が働いているのではないでしょうか。

おなかの中の記憶についてお子さんが話しはじめたら、正しいか正しくないかを検証するのは後回しにして、まずゆったりした気持ちで受けとめ、楽しんでほしいと思います。こういったことについて話すのはめったにないことで、一生でたった一回しか言わないこともあるのです。

一度聞き流してしまい、後から「こう言っていたね」と確認しても、本人はけろりと忘れていて「そんなこと言った?」としか答えなかったりします。

人間はどんどん入ってくる情報をすべて蓄えていると脳がパンクしてしまうので、さしあたって必要ない情報は脳のどこかにしまい込んでしまうものです。完全に忘れるわけではないので、退行催眠などでうまく引き出せる場合もあるのですが、ふだんは奥深くにしまい込まれて思い出せなくなっています。

いったん話して忘れてしまうのは、話したということだけで記憶としての役目が果たされ、脳のどこかにしまわれてしまうからでしょう。

お子さんがそういう記憶について話すのは、親に何かを要求しているのではなく、ただ心にたまっていることをお母さんに気づいてほしいからのようです。ですから、ふとしたきっかけでしゃべってしまえばそれで気がすんで、その後は忘れてしまうのだと思います。

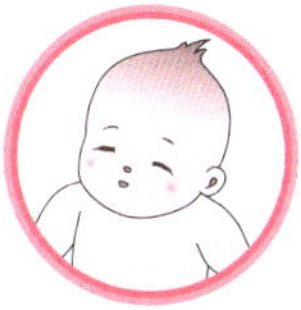

選んでくれてありがとう

多くのお子さんは、自分がおなかの中にいたときのエコー写真やビデオを見るのが大好きです。お子さんは、自分がどのように生まれてきたのかを知りたいと思っています。そして、自分が望まれて生まれてきたという確信をもちたいのです。

「うれしかった」「楽しかった」など、幸せな記憶について話すお子さんは、自分が受け入れられて幸せだったことを、もう一度確認したいのでしょう。そしてお母さんが「そうだったの。よかったわ」と認めてくれれば、もうそれで十分なのです。

特に、「寂しかった」「苦しかった」など、つらい記憶について話しはじめたら、ていねいに向き合ってあげるほうがいいでしょう。苦しい記憶がきちんと処理されないまま蓋《ふた》をされてしまうと、その後いろいろな問題を引き起こしかねません。

信じられないような記憶だったとしても、丸ごと受けとめて、なぜそういったメッセージを伝えたいのかを感じとってみましょう。そのなかには必ずお子さんの心の真実がきらめいているのです。

おなかの中の記憶を聞いていくうち、お子さんには何らかの目的があって生まれてきたということがわかるかもしれません。

すると、「たくさんのカップルのなかから私たちを選んでくれて、どうもありがとう」「私の成長を助けに来てくれて、どうもありがとう」という気持ちが、自然にわいてくるでしょう。

忙しいお父さんも、お子さんの誕生に深い意味があったことがわかれば、仕事を少し早く切り上げて帰ろうという気になるかもしれません。

どうか覚えていてください。**赤ちゃんは、お母さんとお父さんに会いたくて生まれてきました。お母さんとお父さんが赤ちゃんを選んだのではありません。**赤ちゃんが、二人を選んで生まれてきたのです。

赤ちゃんが泣いたら「どうして泣くの」と聞いてあげてください。笑ったら一緒に笑いましょう。赤ちゃんはまだ言葉は上手でなくても、表情や仕草でお母さんやお父さんにさまざまなことを伝えようとしています。

この不自由な世界に、苦しい思いをしてまで、お母さんとお父さんにわざわざ会いに来てくれた赤ちゃんです。お母さんとお父さんが大好きで、二人を選んで生まれてくれた赤ちゃんです。どうかあふれるほどの愛とともに、赤ちゃんを迎えてあげてください。

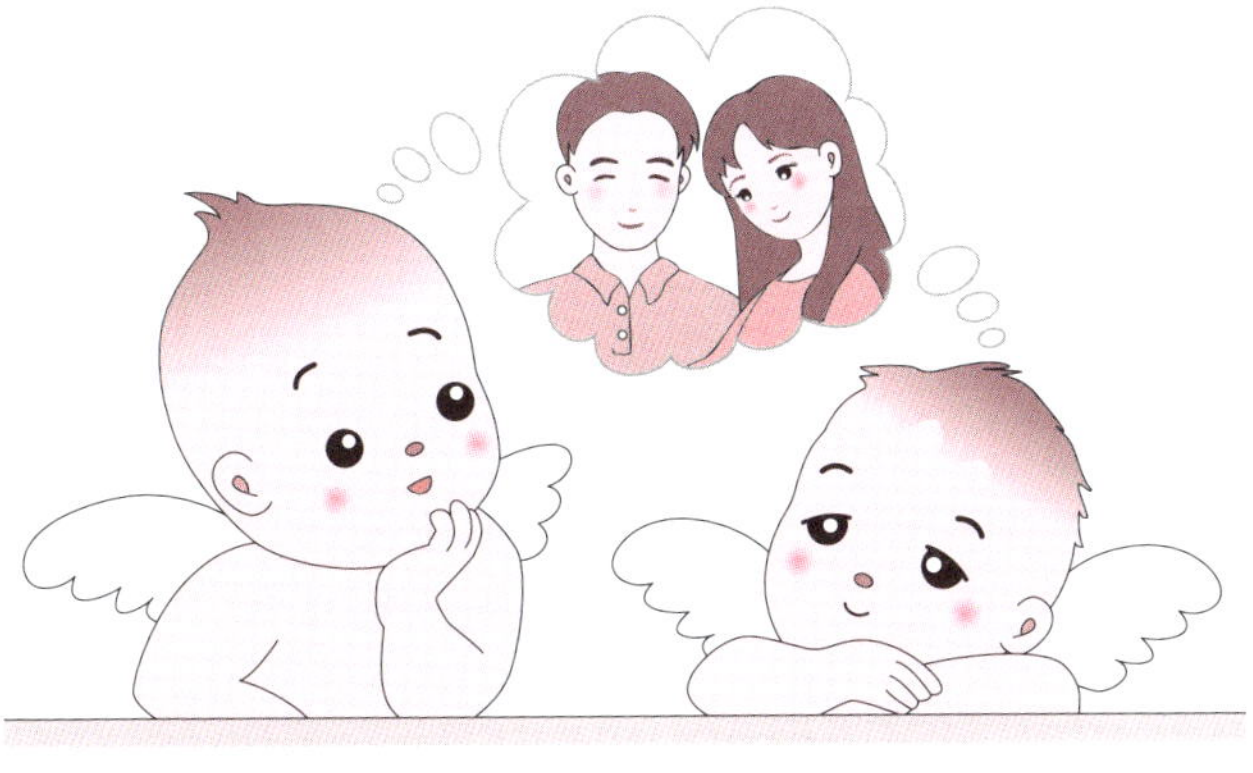

1章まとめ

1 生まれた直後に、抱っこ（カンガルーケア）すると母子の関係が安定する。

2 おなかに赤ちゃんがいるころからコミュニケーションをとるようにすると、生まれたあとのコミュニケーションが楽になる。

3 二、三歳の子どもにはおなかの赤ちゃんとコミュニケーションできる子どもがいる。

4 おなかに宿る前の記憶をもつ人もいる。

5 赤ちゃんはお母さんとお父さんを選んで生まれてきている。

2章

おなかの赤ちゃんに
話しかけよう

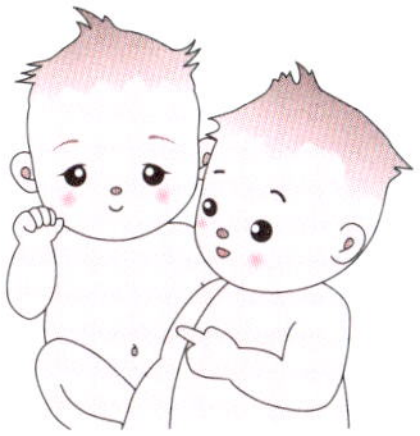

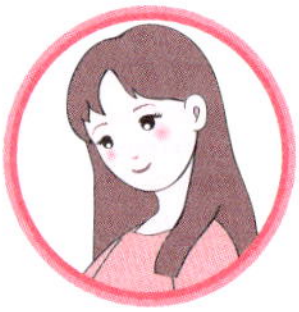

お母さんは幸せな気持ちでいるのが大事

日本には、昔から胎教という言葉があります。昔の人たちは、おなかの赤ちゃんに意識があることが経験上わかっていたのでしょう。

胎教の本来の目的は、赤ちゃんとの絆《きずな》を深めてその後の子育ての基盤をつくることです。大切なのは、赤ちゃんに何かを教え込むことではなく、「愛されている」という安心感をプレゼントしてあげることです。その意味で胎教とは、お母さんがお母さんに、お父さんがお父さんになる準備でもあるのです。

なるべくたくさんの時間、おなかに赤ちゃんがいることを感じてあげてください。おなかにそっと手をふれて、赤ちゃんの様子を想像するのもいいでしょう。

妊婦さんのおなかに手を乗せて意識を集中すると温かく感じる場所があります。そこが赤ちゃんの心臓の位置です。サーモグラフィーをとると、赤ちゃんの心臓のところは温度が少し高くなっていて、集中すれば手でも感じとることができます。

赤ちゃんの心臓部分に手を当てると、それまで静かだった赤ちゃんが動き出したり、動き回っていた赤ちゃんが落ち着いたりします。

そして何より、赤ちゃんはお母さんの感情をそっくりそのまま共有しているので、赤ちゃんにとって最も心地いいのは、お母さんが楽しい気分で暮らすことです。

幸せな気持ちになればドーパミン、恐怖を覚えるとアドレナリン、愛情を感じたらゴナドトロピンなど、お母さんの感情に伴ってさまざまなホルモンが駆けめぐり、胎盤とへその緒を通して赤ちゃんの血液にも流れ込みます。

ですから、お母さんがうれしければ赤ちゃんもうれしく、お母さんが不安になれば赤ちゃんも不安になるのです。

おなかの中の記憶についてアンケートをしても、その傾向ははっきり表れます。満たされた気持ちで妊娠生活を送っていたお母さんのお子さんは、「気持ちよかった」「おなかに戻りたい」などと答える傾向があります。

たとえば、ある二歳十カ月の男の子は「おなかの中ね、楽しかった。うれしかった。ときどきうるさかったよ」と答えています。

その子のお母さんは、妊娠中に仕事を辞めてのんびりし、上のお子さん二人を連れて映画やコンサートに出かけ、毎日を満喫していたそうです。赤ちゃんはきっと、お母さんの晴れ晴れした気分を感じとっていたのでしょう。

『うるさかった』というのは、ときどきお兄ちゃんたちがケンカをしていたからかもしれません」とお母さんは言っています。

一方、お母さんが赤ちゃんをあまり意識せず、赤ちゃんがいることとさえ忘れてしまっているような状況や、しょっちゅう夫婦ゲンカをするといったストレスにさらされている状況は、赤ちゃんにとって居心地が悪いものです。

ある三歳の男の子は、おなかの中のことを聞かれて、「お母さんの声は聞こえたよ。お父さんの声は聞こえなかった。ひとりぼっちで寂しかった。暗かった。早く出たかった」と言っています。

その子の場合、お母さんは引っ越ししたばかりで知り合いもいず、不安な妊娠生活を送っていました。さらに、工事の騒音に悩まされたり、お父さんとのケンカが続いたりして、ゆったりした気持ちでおなかの赤ちゃんについて考える余裕がありませんでした。お父さんは赤ちゃんにまったく話しかけなかったそうです。

もちろん、人生には自分だけでは解決できない問題もたくさんあって、ストレスをすべて排除できるわけではありません。また、大きな視野から見れば、赤ちゃん本人がその状況を乗り越えて学ぶ人生を選んできたのかもしれません。

とはいえ、赤ちゃんにとってお母さんのストレスは人生最初の試練であることにはちがいなく、それに気づいたお母さんには、ぜひ赤ちゃんを助けてあげてほしいと思います。

つらい状況を自分一人で変えることができなくても、気のもち方ひとつで、いつでも新しい人生が開ける可能性があるというのも、また事実です。妊娠中は、赤ちゃんというすてきな味方と一緒に、そういった気持ちの切り替えを学ぶチャンスでもあるのです。

苦しい状況のなかにもいいことを探せる名人になれば、これからの子育てで大変なことがあっても、きっと乗り越えていけるのではないかと思います。

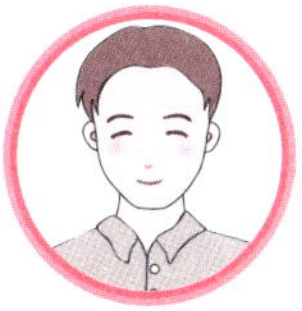

お父さんの胎教は お母さんにやさしくしてあげること

お母さんがいい気持ちで過ごすことを胎教と考えるなら、お父さんにも胎教は十分できます。

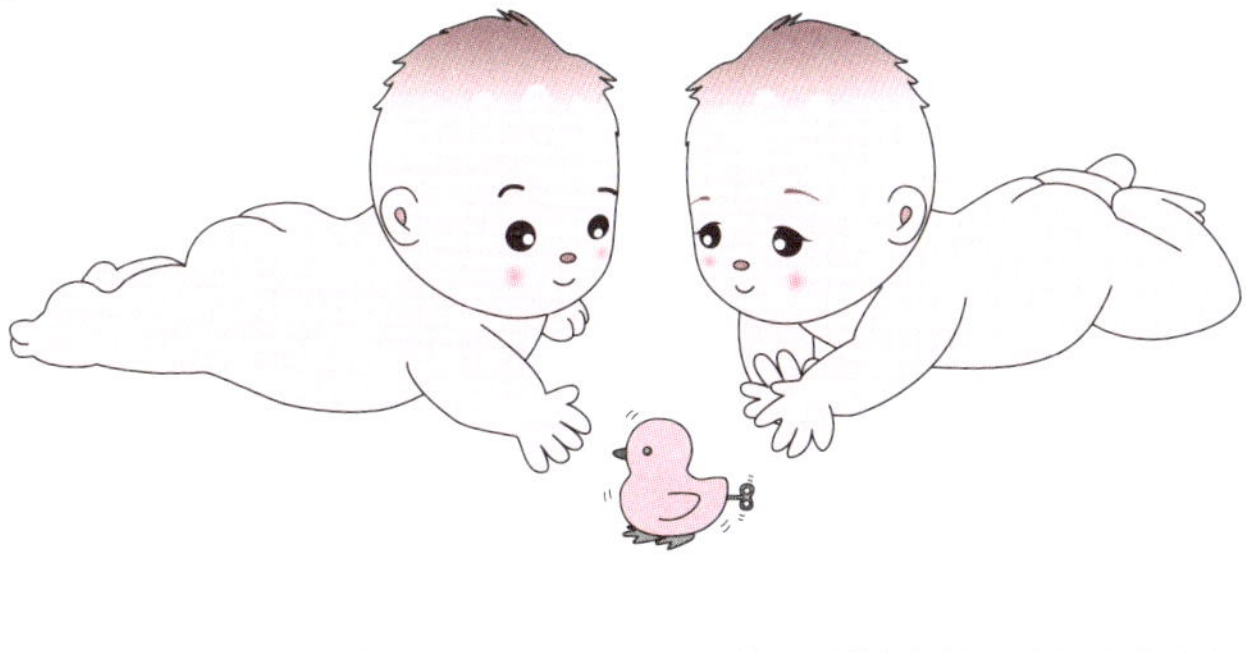

おなかの中で赤ちゃんを育てるという大仕事をしているお母さんは、体にも心にも変調をきたしがちです。お父さんはお母さんをいたわって、お母さんが心地よく過ごせるように支えてあげてください。

夫婦仲がいいと、お父さんと赤ちゃんとの絆は深まります。お父さんが家に帰ってきて「ただいま」と声をかけ、お母さんがうれしい気持ちで迎えれば、お母さんの体には心地よいホルモンが駆けめぐり、赤ちゃんにも流れ込みます。すると、赤ちゃんはお父さんの声が聞こえると気持ちよくなることを学ぶのです。

「お父さんイコール心地よい」と思っている赤ちゃんは、生まれたあとにお父さんに抱っこされ、やさしく語りかけてもらったら、うれしくてたまらなくなります。

それに対して、お父さんが遅く帰ってくる日が続き、お父さんが「ただいま」と言ったとたんお母さんが「遅いじゃないの」とどなりつけるなら、赤ちゃんもお母さんのストレスを共有して「お父さんイコール不快」と刷り込まれてしまいます。赤ちゃんは生まれたあと、お父さんに抱っこされても警戒してしまうでしょう。

ですから、お父さんはおなかの赤ちゃんには意識があることを知って、お母さんにストレスをかけないよう気遣ってもらいたいのです。

一方、お母さんもおなかにいる赤ちゃんに「この人がパパだよ」と教えてあげてください。そして、お父さんの帰宅が遅くてもいらいらするのではなく、お父さんが好きだから早く帰ってきてほしいのだということを思い出し、発想を転換して「無事に帰ってきてよかった」と考えてほしいと思います。

お父さんは本当は早く帰りたいのに、仕事の都合がつかなくて帰れないのかもしれません。お母さんが「会えてうれしい」というところに焦点を当てれば、赤ちゃんによけいなストレスをかけずにすみます。

現代のお母さんは一人で食事を作り一人で食べる日も多く、精神的につらいときがあるかもしれません。そう感じるのは、とても自然なことです。

けれどそんなときこそ、お母さんは一人で食べているのではなく、おなかの赤ちゃんと一緒に食事をしているということを思い出してください。そして、「お父さんがいなくて寂しいね」でもいいので、積極的に赤ちゃんに話しかけてあげてください。

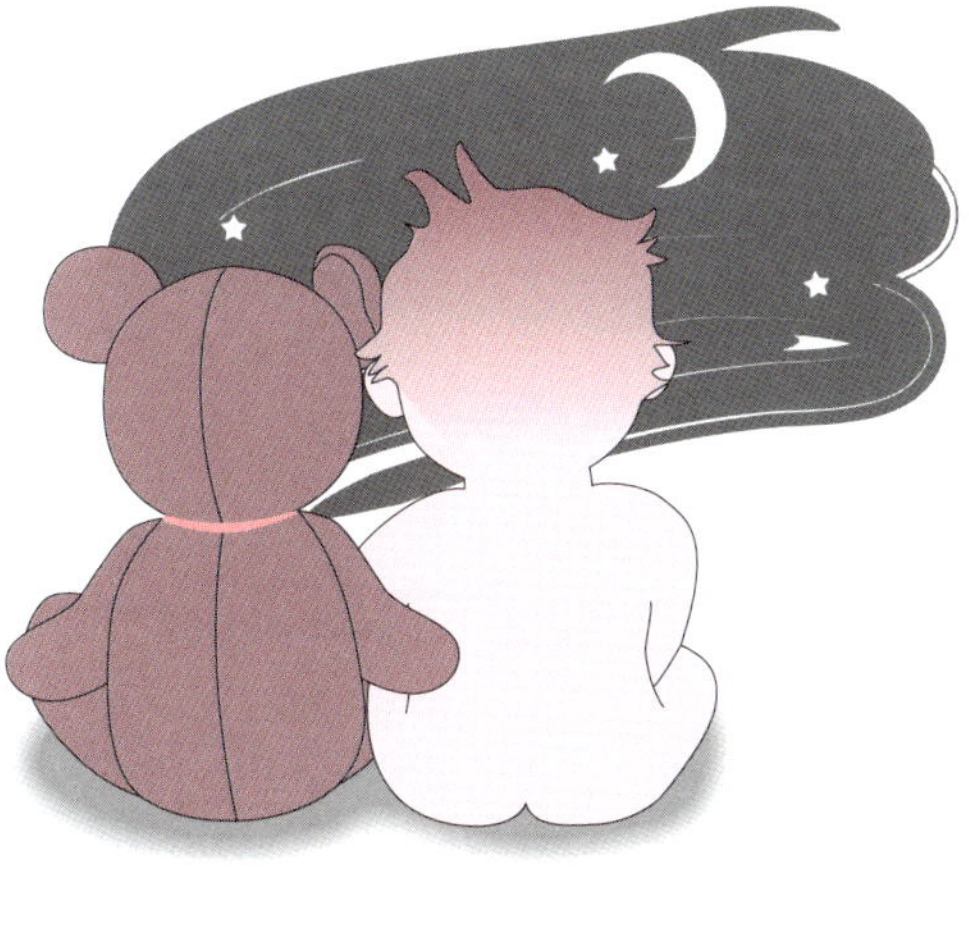

お父さんにできるもう一つの大切な胎教は、おなかの赤ちゃんへの語りかけです。赤ちゃんはもともと、お父さんも大好きなのです。お父さんがおなかに手をふれると、それまで動いていた赤ちゃんが気持ちよさそうに静かになることは、よくあります。

私の産院での経験ですが、お父さんがおなかに積極的に話しかけていた場合、生まれたばかりの赤ちゃんがお父さんにほほえみかけることさえあるのです。赤ちゃんは大変な思いをしておなかから出てきたぶん、いつも耳にしてきたやさしい声に包まれてほっとしたのかもしれません。

お父さんが照れてしまうなら、お母さんがご自分から積極的におなかに話しかけて、お父さんを巻き込んでしまいましょう。

赤ちゃんとお父さんが仲よしだと、助かるのはお母さんです。赤ちゃんとの絆ができていないお父さんは、生まれたあと、赤ちゃんにかかわる自信がなくて逃げてしまうかもしれません。

けれど、おなかの中にいるときからお父さんの声に親しんでいた赤ちゃんはお父さんに愛想よくふるまいますから、お父さんも赤ちゃんがかわいくてたまらず、子育てをお母さん一人にまかせていられなくなります。

ある女の子は、おなかの中にいたときお母さんよりお父さんにたくさん話しかけてもらっていたのですが、二歳七カ月のとき「お父さんのおなかにいたとき、あったかかったの」と言っています。

お母さんが「そうなんだ。でも、お母さんのおなかの中にいたんだよ」と言うと、「えっ」と不思議そうな顔をしたそうです。

プロローグでも述べましたが、ある音楽好きなお父さんは、おなかに向かってハーモニカを吹いたり歌を歌ったりしたところ、生まれた女の子は三歳六カ月のとき「おなかの中にいたとき、パパが『ぞうさん』の歌を歌っていたの」と言っています。そしてそのせいか今でも、お父さんとお子さんはとても仲よしです。お父さんにおなかの赤ちゃんにかかわってもらうことはとても大切なのです。

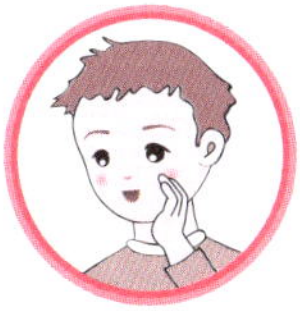

お兄ちゃんお姉ちゃんと一緒に話しかけよう

上のお子さんがいる場合は、そのお子さんと一緒におなかに話しかけるのは、お互いにとっていい心の準備になるでしょう。

上のお子さんにしてみれば、赤ちゃんは大好きなお母さんの愛情を分け合うライバルです。お母さんとお父さんが赤ちゃんにばかり気をとられ、自分は見捨てられてしまったと思うかもしれません。

あるお母さんが「もうすぐ赤ちゃん生まれるよ」と上の子に言ったところ「赤ちゃんいらない。赤ちゃん出てこない」と言われてしまいました。そこでお母さんは「赤ちゃん生まれるときお母さん、とてもつらいの。お母さん助けてね」と言い方を変えたところ、お子さんが一生懸命背中をさすってくれたそうです。このようにお子さんの気持ちを考えて、話しかけるのもよいのではないでしょうか。

上の子にも赤ちゃんに話しかけてもらっていれば、赤ちゃんが生まれるショックも少しは和らぐかもしれません。

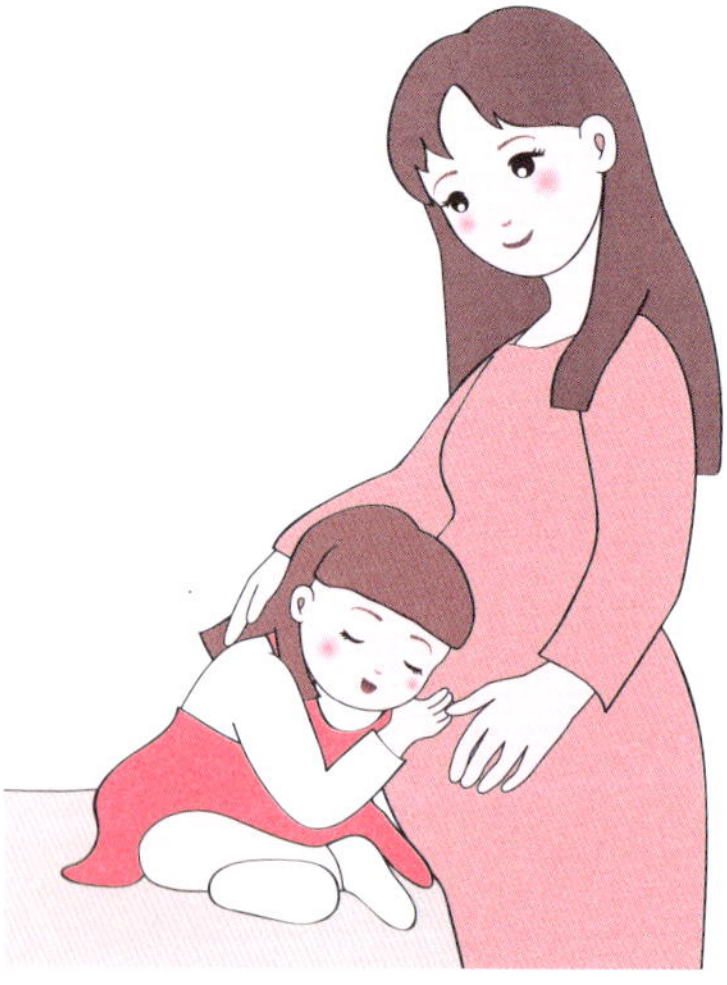

1章の例のように下の子が生まれたとき、「(生まれる前は)二人で雲の上にいて、『ぼくが先に行くね』って降りてきたんだよ」と上の子が言ったというエピソードも

あります。私たちはすっかり忘れてしまっていますが、きょうだいとして深い縁のもと生まれた魂同士は、人生を分かち合い共に学ぶという約束を、生まれる前にしてきているのかもしれません。

おなかの赤ちゃんに話しかけることでそんな絆を思い出せたら、とてもすてきだと思います。

子育てでは、注意して見ていればわかることがたくさんあります。育児書どおりでなくても、「この熱ならだいじょうぶ」とか、「熱はないけれど、どこかおかしいような気がする」など、赤ちゃんのメッセージを感じとるトレーニングが大切です。

コミュニケーションがとれていると、赤ちゃんはいろいろなことを教えてくれます。けれど、「話してもどうせわからないだろう」と考えていたら、赤ちゃんも「訴えてもわからないや」と思い込んで、メッセージを送ってくれなくなるかもしれません。

赤ちゃんと会話できるのは言葉をしゃべれるようになってからと考えられていますが、そのずっと前、赤ちゃんがおなかにいるときから、コミュニケーションのトレーニングは始められるのです。

妊娠中から赤ちゃんに語りかけていれば、生まれたときにはもう九カ月分もトレーニングが進んでいるということになり、誕生後にお互いの気持ちを通じ合わせるのがとても楽になります。

　私のクリニックでは、おなかの赤ちゃんに語りかけをしてもらってから、健診で「赤ちゃんが何を言いたいかわかります」と言うお母さんがぐんと増えました。

　おなかの赤ちゃんは、お母さんが語りかけてくれるのを待っています。「お日さまが気持ちいいね」「おいしいご飯だね」「そろそろ寝ようか」など、何でもいいので語りかけてあげてください。

　そして、赤ちゃんが何を感じ、どうしてもらいたがっているか、赤ちゃんにじかに尋ねてみるのです。コミュニケーションは技術ですから、トレーニングを重ねるほど磨くことができ、そのうちかなりしっかりした意思の疎通ができるようになります。

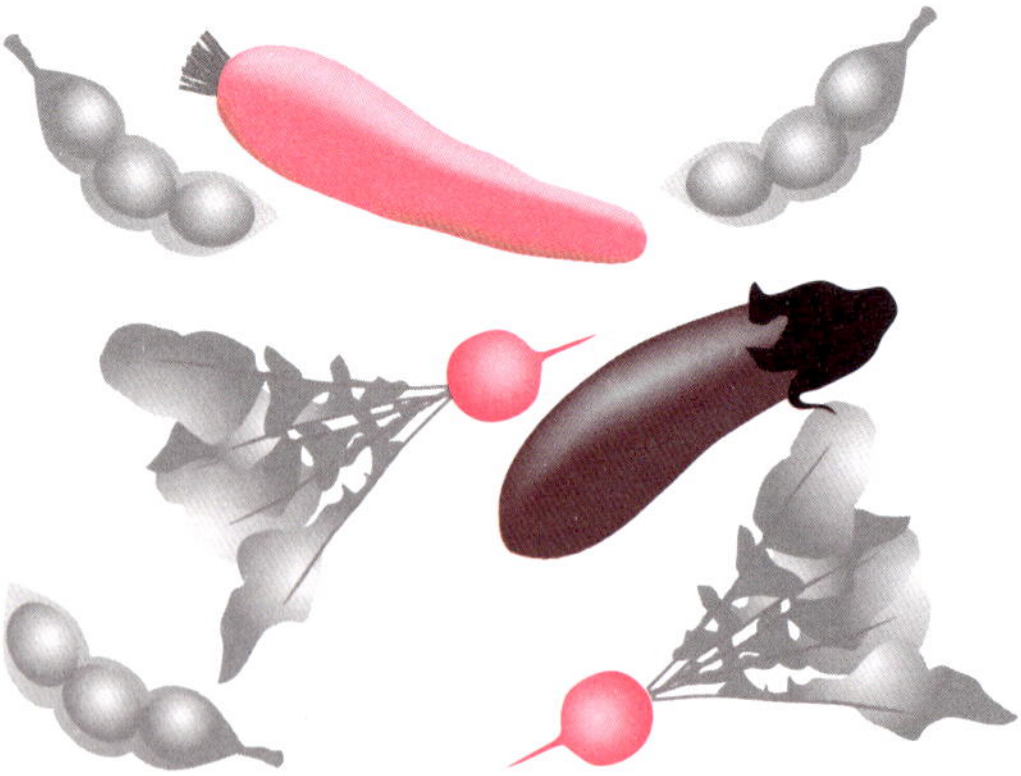

　あるお母さんは、明け方五時ごろ、「調子が悪かったので、おなかの赤ちゃんに『病院に行ったほうがいいならおなかを蹴《け》って』と聞いたら、ぽーんと蹴ったのですが」

と、私のクリニックに電話してきました。そこで診察してみたら、実際におなかが張っていて、薬が必要な状態だったのです。

予定日が近づき、赤ちゃんに「いつ生まれるの」と尋ねて、「明日？　明後日？」と聞いていったところ、「明日？」と言ったときにおなかをぽんと蹴って教えてくれたというお母さんもいました。

また、あるお母さんは、「私は妊娠中から、赤ちゃんが女の子だということに気づいていました。主人は男の子と思い込んでいて、『たろう』と呼びかけていましたが、赤ちゃんはそのたびにおなかを蹴っていました。私は赤ちゃんが『違う、女の子だよ』と答えているのだと感じました」と言っています。

赤ちゃんと上手に会話するには自分の直感を信じることが大切です。「信じる」ことがおなかの中にいるときから始まる赤ちゃんとの会話の成功の秘訣《ひけつ》なのです。

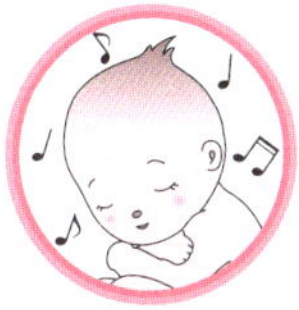

胎教には絶対クラシック？

胎教というと、赤ちゃんの聴覚を育てるためにクラシック音楽を聴くというのがよく知られています。

脳細胞の数が最も多いのは五カ月の胎児でその後どんどん減りつづけていきますが、細胞同士がネットワークを組んで活発に使われる場合は、壊れにくくなって生き残ります。

ですから、おなかの中から常に音楽を聴いている赤ちゃんは、聴覚をつかさどる脳細胞のネットワークが増え、その発達がよくなることはありうるでしょう。本当の音楽家は一代では無理で、二世代、三世代必要だといわれたりするのは、遺伝というよりそういった環境面での影響もあるかもしれません。

おもしろいことに、妊娠すると音楽の好みが変わって、なぜかそれまで縁遠かったクラシック音楽が好きになるお母さんもいるようです。

しかし、もしお母さんがクラシック音楽が嫌いなのに無理に聴くとしたら、かえって問題です。というのも、「いやだ」と思いつづけているときは嫌悪感を催すホルモンが出て、それがへその緒を通して赤ちゃんに流れていくからです。

クラシック音楽が聞こえるたび「いやだ」というホルモンが流れ込むなら、赤ちゃんは「クラシック音楽はいやなもの」という情報を受けとるでしょう。

子育てにマニュアルは通用しません。ご自分の感覚を信頼して、ロックでも演歌でも、お母さん自身が聴いていて気持ちよくなる音楽を聴くことが大切です。

さらに一歩進んで、どんな音楽が好きか、おなかの赤ちゃんと対話するのもいいでしょう。赤ちゃんにも個性があり好みがあるので、胎教の音楽にはモーツァルトがいいといわれていても、すべての子に当てはまるとはかぎりません。

「あなたはこの音楽が好き？ 好きならおなかをぽんと蹴ってね」などと呼びかけ、コミュニケーションのきっかけにしていくほうが楽しいのではないかと思います。

赤ちゃんはおなかの中で、お母さんとお父さんの語りかけを待っています。どうか愛を込めてたくさん話しかけ、赤ちゃんのメッセージに耳を澄ませてください。

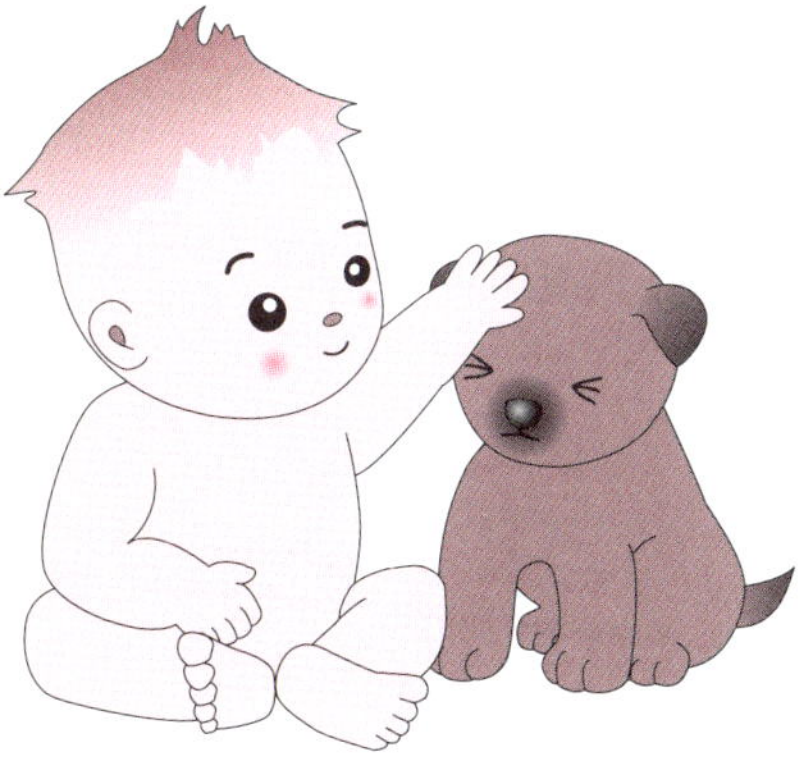

2章まとめ

1 おなかの赤ちゃんには、お母さんの気持ちがそのまま影響するので、お父さんを含め周りの人がお母さんを心地よく過ごせるようにしてあげるのが大切。

2 上の子がいる場合には、その子と一緒におなかの赤ちゃんに声をかける。

3 おなかの子にとって何がよいのか迷ったときには、その子のメッセージを聞いてみるとよい。

4 赤ちゃんとお母さんは一心同体。感覚も同一と考えて、自分の直感を信じることがコミュニケーションを成功へと導く。

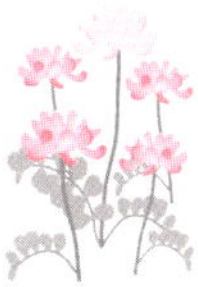

3章

お産は本当は気持ちがいい！

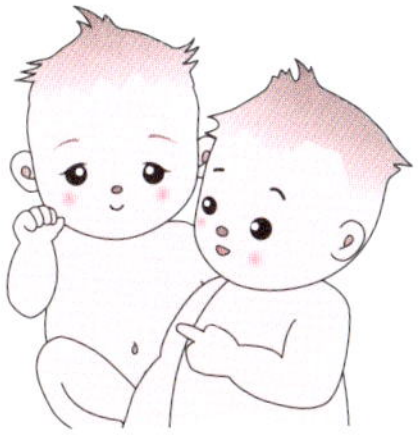

★★★

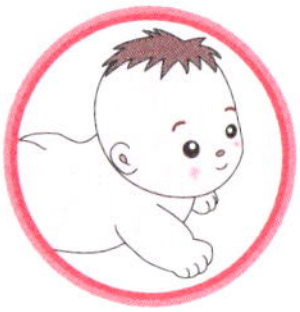

生まれたての赤ちゃんだって一人前

生まれたがっている命を生まれたいように生まれさせてあげることが医療者の役割だと考えるようになってから、私は過剰な医療介入を控えて、お母さんと赤ちゃんの絆《きずな》づくりに目を向けるようになりました。

振り返れば、異常があってはならないと考えていたころのお産は、私にとってもとても苦しいものでした。最悪の事態に陥らないように気を使うばかりで、お産が赤ちゃんとお母さんの人生に大きな意味をもつことまで考えが及ばなかったのです。

本音を言えば、医大で習った産科学の教科書どおりのプロセスでただただ早く無事にお産を終わらせたい、そんな思いでいっぱいでした。義務感に圧倒されていたので、お産が終わってほっとすることはあっても、感動する余裕はありませんでした。

おそらく、私がそのように緊張していたことは、お母さんにもいい影響を与えていなかったでしょう。それはお母さん方に赤ちゃんを迎える喜びより、不安や痛みのほうにばかり意識を向けさせてしまったかもしれないのです。

後ほど詳しく述べますが、あるきっかけがあって、お産をなるべく自然にまかせようと思ったのです。すると出血などの事故が大幅に減り、救急車を呼ぶことなどはなくなりました。そして、それまで気づかなかったものがたくさん見えてきました。

よく観察してみると、生まれたばかりの赤ちゃんにも豊かな表情があって、お母さんの胸の中では本当にうれしそうに笑っています。

一方、すぐにお母さんと引き離された赤ちゃんは、やはり怒った顔をしています。吸引分娩《ぶんべん》で苦しい思いをした赤ちゃんは大人のほうを向いて怒りますが、「お母さんも苦しかったの。ごめんね」と謝っていると、だんだん表情が和らいでくるのです。

産科学の常識では考えられないことまで、いろいろわかってきました。たとえば、私たちが習ったころの教科書によれば、生まれたばかりの赤ちゃんは三十センチくらい先までし

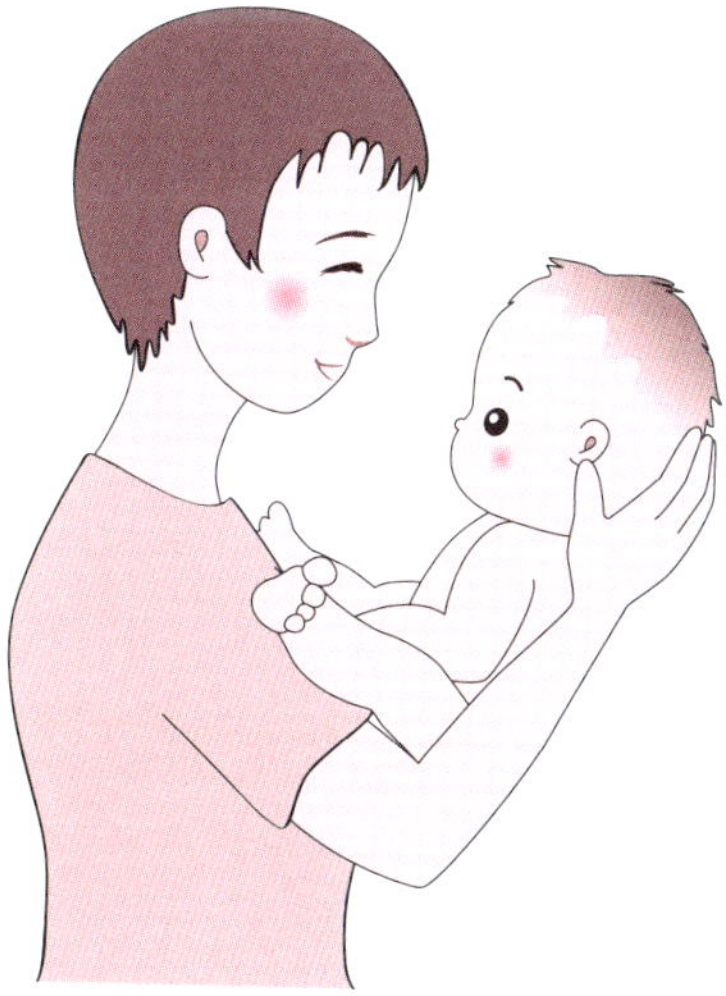

か見えず、抱っこしてくれるお母さんの顔を見るのがやっとだといわれています。

ところが、先入観を捨ててよく観察すると、たしかに生まれてすぐは目が開いていないのですが、お母さんに抱っこされているうちパチパチと目を開け、最初に見えた人ににっこり笑いかけることがあることに気づきました。

しかも、目でものを追えるようになるのは数カ月目ごろと教えられていたのに、お父さんがカメラを持って赤ちゃんの周りを回ると、ずっと目で追っていく赤ちゃんまでいたのです。

赤ちゃんの能力は、私たちが考えているよりもっと高いようです。ところが、思い込みにとらわれて目の前で起こっていることさえ気づけなくなっているのです。

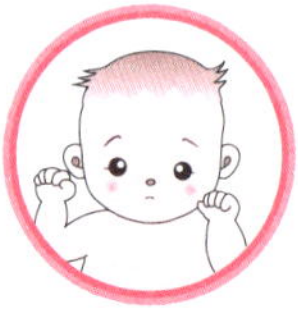

苦しいという思い込みでより苦しくなるお産

お産の間違った常識は、お母さんの心にも影響を及ぼしているような気がします。

ふつう、お産はとても苦しいだけのものと考えられています。生まれたばかりの赤ちゃんを抱っこするのはいやだと拒絶するお母さんには、「お産はつらいものだ。これほど大変な思いをしたのだから、私はしばらく何もしなくていい」という考えがあるのではないでしょうか。

たしかにお産は体力を消耗します。けれど、生物としての人間を考えたとき、赤ちゃんを抱っこするくらいの余力は残されているはずです。

「お産は苦しい」とばかり教え込まれるうち、ともかくお産することそのものがゴールになってしまって、その後の子育てがスムーズに続かなくなっているのです。それほど人為的な何かが、お母さんの心に入り込んでいるようなのです。

実は、難産については、物理的に難産の場合と、お母さんの気のもちようで難産になってしまう場合とがあります。

人間の体には生きぬくための機能がきちんと備わっていますし、お産という命の営みの基本には、当然お母さんを守る知恵があります。あまり知られていないことですが、産みの苦しみといわれる陣痛でさえ、苦しいばかりではないのです。

というのも、陣痛が始まると同時に、痛みを打ち消すベータエンドルフィンというホルモンが脳に分泌されるからです。ベータエンドルフィンは至福感を催すホルモンで、マラソン選手が感じるランナーズハイのような心地よさをもたらしてくれます。

また、陣痛はいくら痛いとはいえ、ずっと痛みが続くわけではありません。陣痛にはいくつもの山があって、山と山の合間には痛みがまったくないのです。

ということは、陣痛の合間には痛みはなくベータエンドルフィンだけが残ることになるわけですから、日常生活では経験できない至福感を味わえることになります。それを素直に感じとれるお母さんは、陣痛の合間、あまりの心地よさに眠ってしまうことさえあるのです。しかし、不安にかられると至福感が味わえないばかりか、陣痛そのものが長く強く感じるようになってしまう傾向すらあります。

お産は決して、苦しいだけではありません。ところが、お産はつらいと思い込んでいる、あるいは思い込まされている人は、陣痛と陣痛の合間の至福感に気づけなくなってしまいます。陣痛は痛いけれど、一方これほど幸福なときはないということを知らないため、お産のいい面がまったく見えなくなってしまうのです。

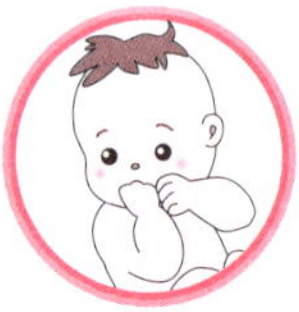

お産は人生の縮図?

痛みの程度には、心理的な影響がかなりあります。

付き添いの母親やしゅうとめに「私は安産だった。あなたはこういうところがいけないんだ」などと意見されて動揺し、難産になってしまう人もいます。けれど本当は、周りの人が何を言おうが赤ちゃんとの絆に自信をもち、不安になったら赤ちゃんと相談するようにすればいいのです。

また、前回の陣痛の山の痛みを忘れられないお母さんは、その山を越えて痛みがなくなっても痛みを感じつづけてしまうのです。

さらに、不安があると痛みを強く感じるものですから、次にくる陣痛の痛みを想像して、実際はまだ痛くないのに先に痛みを感じてしまう方もいます。生まれてくる赤ちゃんが元気だろうかなどと心配しつづけるお母さんは、本当の痛みが始まるずっと前から痛くなってしまうのです。

ですから、過去に引きずられ未来を不安がるお母さんは、陣痛がないのにずっと痛みを感じつづけ、本当は痛みを和らげるホルモンが出ていても感じとることができま

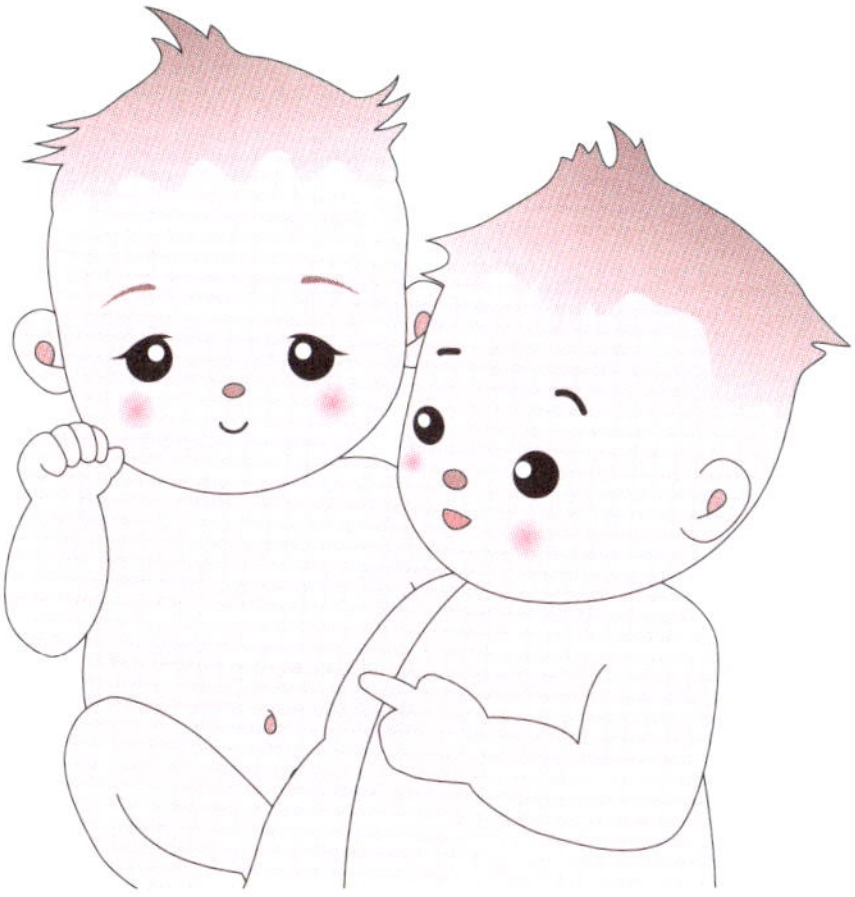

せん。「痛いのはいやだ」と思いつづけているとかえって痛みを感じるというのは、皮肉なものです。

そのことを考えると、陣痛はつくづく人生に似ていると思います。人生にも陣痛のようにいくつもの山があります。その山がどんなに苦しくても、何とか越えるたびに少し楽な気持ちになり、達成感があるものです。そして、人はそのように山を一つずつ乗り越えて成長していくのです。

しかし、過去の苦しみにとらわれていたり将来の不安に脅《おび》えたりしている人は、山と山の合間の平穏なときにも、目の前の小さな幸せを感じとることができません。ここにも、「苦しいのはいやだ」と思いつづけているとかえって生きるのが苦しくなるという、皮肉があります。

お産をすることで、お母さんはたった一日の間に人生そのものを凝縮して体験することができます。多くのお母さんが、お産をなるべく自然に行いたいと望むのは本能的にそれがわかっているからではないかという気がします。

現代社会は、痛みや苦しみといった負の側面を排除しがちです。そこで、陣痛に苦しんでいるお母さんを見て、つらいなら痛みをとってあげたほうがいいと考え、無痛分娩が開発されました。

けれど麻酔をかけてしまうと、お母さんにも赤ちゃんにもベータエンドルフィンが分泌されにくくなり、その至福感を味わえない可能性があります。赤ちゃんの人生の始まりに、どんなに苦しくても一つの山を越えるたび幸福が待っているということを体験できないという問題もあるのだろうと思います。

また、お母さんが陣痛の合間の至福感を味わいながら気持ちよく眠ってしまうと、医者は「こんなに弱い陣痛では生まれません。早く出したほうが楽になりますから」といって陣痛促進剤の点滴をしてしまうこともあります。

しかし、お母さんにとっては心地よい時間を堪能《たんのう》してゆっくり体を休めたほうが、次の陣痛を乗りきる力が出てきますし、赤ちゃんにもゆっくり出るほうが望ましく自然にそうなっている場合もあります。それを人為的に行ってしまうと、かえってお母さんにも赤ちゃんにも負担をかけてしまいます。

陣痛の苦しみは快感を伴った不思議な苦しさで、苦しいと一面的にとらえるほど本当は単純なものではありません。痛みと痛みの間には喜びがあることを知れば、前向きに陣痛をやり過ごせるようになり、どんなに苦しくても山を一つひとつ越えながら乗りきっていけるはずなのです。これはまるで「生きる」ことを象徴しているのではないでしょうか。

ちなみに広島のフジハラレディースクリニックという病院では赤ちゃんには胎内記憶も誕生の記憶もあるのだと考えて独自の痛みのないお産を実践しており、お産がこじれる人もほとんどいません。出産方法しだいで痛くない幸せを感じるお産ができることを証明しています。

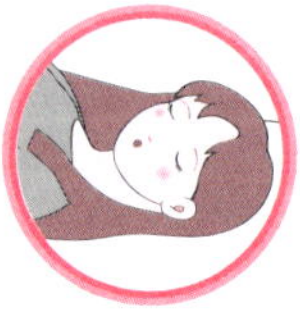

お産のときには赤ちゃんに意識を合わせて

おなかの赤ちゃんは、どうやって生まれてくるのか、どうやら知っている子が多いようです。

赤ちゃんの頭が通常と反対向きになってしまい、生まれてくることができない状態になったため帝王切開になってしまったお子さんがいます。大きくなってから「お母さんごめんね。頭をねじって生まれてくるのは知っていたんだけど、反対に向いちゃって生まれなくなっちゃったんだ」と語ったことがあります。

また、子どもたちに聞くと、お母さんの出口には信号機があって、赤信号は止まれ、青信号は進め。青信号は短い時間だから、急いで出ないといけないんだよ、と語ってくれることもあります。赤信号のときには「ぎゅーっと締めつけられる感じ」と教えてくれ、「お母さんがストレスを感じると赤信号になるよ」と語ってくれました。

このように、赤ちゃんはどうやって生まれてくるのか、知っているようです。また、お母さんのストレスは生まれてくる妨げになるようなのです。

赤ちゃんが生まれたいやり方をお母さんがサポートすると生まれやすくなるようです。たとえて言えば、二人三脚で、お母さんと赤ちゃんが一緒に走っているのに、お母さんが自分のことで頭がいっぱいな状態だと、赤ちゃんは走りにくい感じなのでしょうか。常に赤ちゃんに意識を合わせて一緒に走る、というようなイメージのお産ができると、赤ちゃんはとても楽に生まれてくることができるようです。

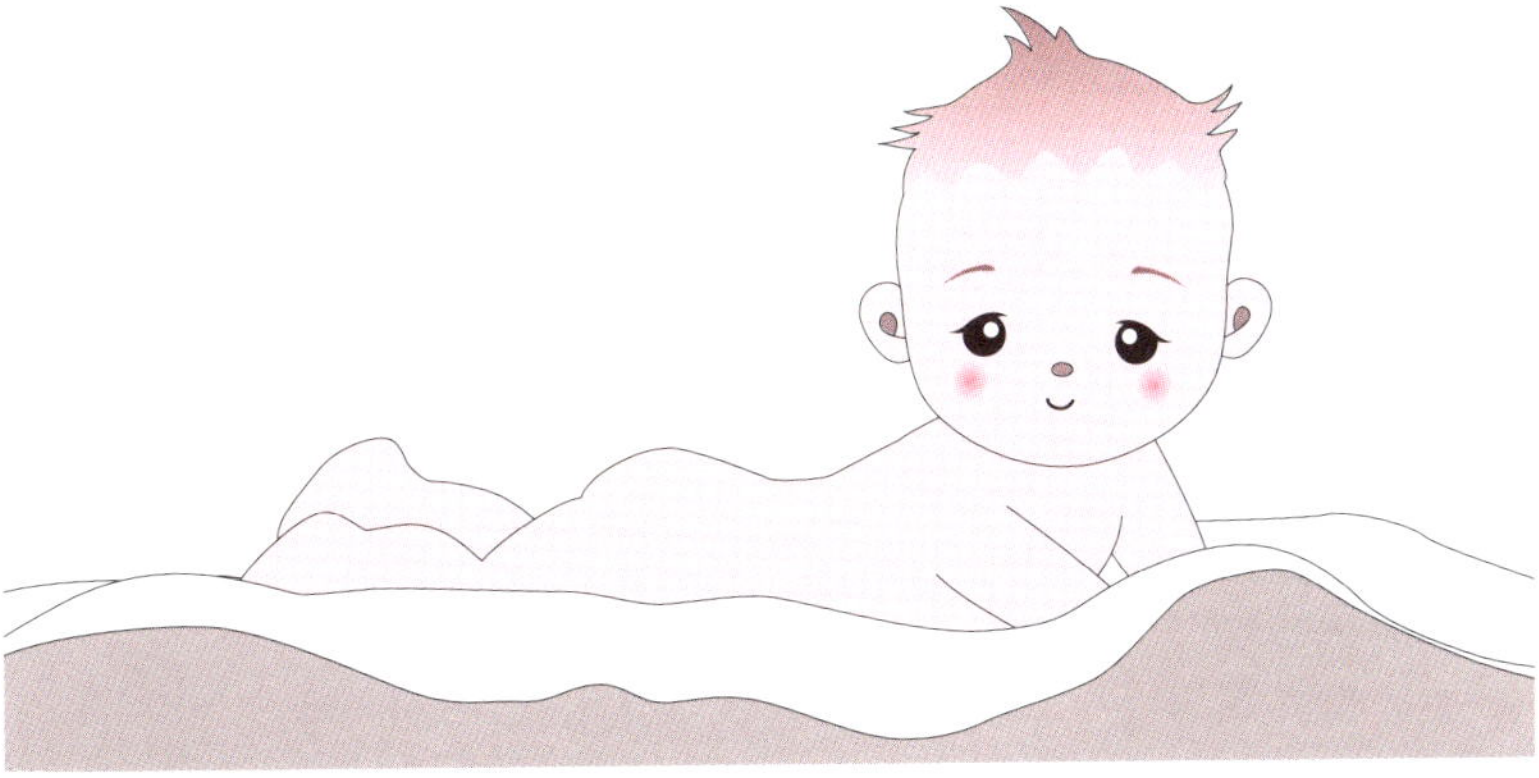

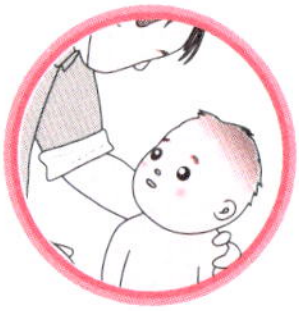

お父さんはそこにいることが大事

フリースタイルのお産では、お母さんを支えるためにお父さんが活躍します。お父さんの首に手を回し、体重を支えてもらって立ったままお産をすることもありますし、お父さんはベッドに座ってもらい、お母さんがお父さんの膝《ひざ》の上に座ってもたれかかった姿勢でお産になるときもあります。

場合によって、お父さんは、暴れるお母さんを後ろから抱えたりするので、とても体力がいりますが、お産の大変さを一時的にでも共有することができます。お産の苦しみが直接はわからなくても、痛がるお母さんと一緒にいることで分娩を疑似的に体験することができるのです。

立ち会い出産をすると、お父さんのお産への理解度がぐんと増すようです。お産の最中で万が一トラブルがあっても、立ち会っていれば状況をありのまま受けとめやすくなります。

お産の苦しみや喜びを共にしたお父さんは、赤ちゃんがかわいくてたまりません。

生まれたばかりの赤ちゃんにふれ、その笑顔を見たら、お父さんは赤ちゃんから離れられなくなってしまいます。その後の子育てにもかかわらずにはいられなくなり、とてもいい影響があるようなので、私は積極的にすすめるようにしています。

産院によっては、お父さんの立ち会いを認めないところもありますが、お父さんがいない出産で「どうして私を迎えに来てくれなかったのだろう！」と感じたという生まれたときの記憶をもつお子さんもいます。「お父さんがその場に立ち会うことじたいに意味がある」と私はそう感じています。

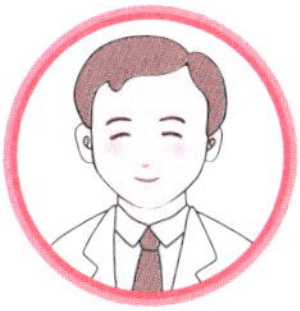

自然にまかせたら事故が減った

立ったり座ったりのお産は、赤ちゃんを産むとき重力を味方にできるので、慣れてしまえば分娩台でのお産よりスムーズに進みます。生まれたがっている命をサポートするという基本に返るなら、フリースタイルでのお産が本来の姿であるように感じます。

分娩台での仰向《あおむ》けのお産は医療介入をしやすいようにという意味がありますが、医療介入じたいが難産をつくってしまっている場合もあります。

たとえば、教科書には「初産で三十時間以上たっても分娩が進まないときを遷延分娩と定義し母児の障害などの危険を避けるため、陣痛促進剤の点滴や吸引分娩なども考える」ように書かれています。たしかにそういう処置が必要な人もいますが、経過を見守るだけでいい場合もかなりあります。

出産途中で赤ちゃんがまだ呼吸をしていなくても、へその緒で胎盤とつながっていて酸素が流れ込んでいる間は、たいてい何の問題もありません。無理やり引っぱり出そうとせず見守ってあげていると、赤ちゃんはその後の陣痛でつるりと生まれてくるのです。

頭が見えてから全身が出るまでかなり待ったお産がありましたが、その赤ちゃんはとても満足した顔をしていました。赤ちゃんの満足した顔を私はそのとき初めて見ましたが、それは赤ちゃんの顔にも表情があると考え、注意してたくさんの顔を眺めてきたからこそわかったことです。吸引分娩で生まれた赤ちゃんは怒っていて大人をに

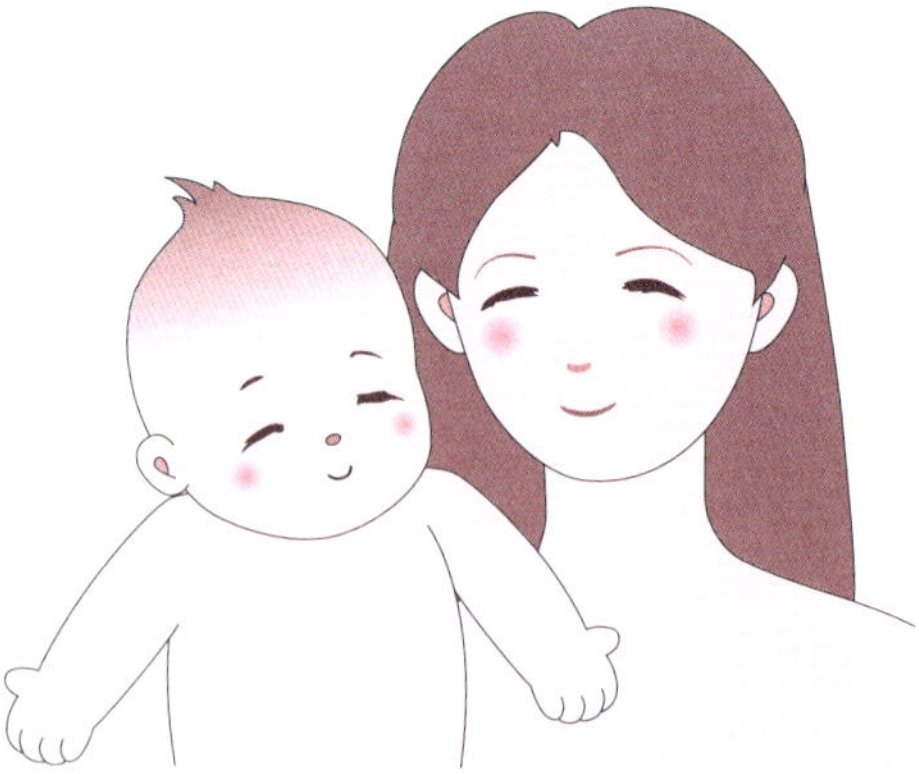

らみつける子もいますから、本当に対照的な表情でした。この満足した顔をブッダフェイス（仏の顔）という人もいます。

赤ちゃんにやさしいお産は、安全性を犠牲にしているわけではありません。不思議なことに、命の流れにゆだねるお産をするようにしてから私のクリニックではお産の異常が減ってきました。

吸引分娩をたくさんしていたころは産後の出血が多く、年に何件か救急車で大病院に搬送していたのですが、自然分娩に切り替えてからは搬送することが激減したのです。

さらに、吸引分娩では赤ちゃんが羊水を吸い込んでしまうという問題点があります。濁った羊水を肺に吸い込んだままにすると障害が残るので、鼻や口にゴムの管を通して羊水を吸い出さなくてはなりません。

けれど、赤ちゃんのリズムに合わせてゆっくり出した場合は、胸が少しずつ締めつけられながら出てくるので、肺などにたまった羊水も自然に出てきます。そこで、医者はただ

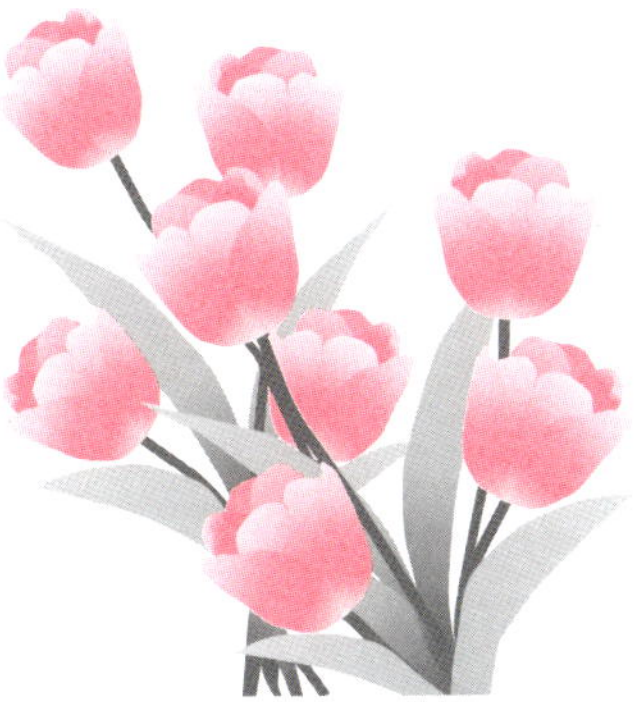

赤ちゃんの顔についた羊水をぬぐってあげるだけでいいのです。

生まれたときの記憶があるお子さんは、羊水を吸い出す処置が「苦しかったので泣いてしまった」と言っています。たしかに不快な処置にちがいなく、できればしないですませるにこしたことはありません。以前はすべての赤ちゃんにルーチンで羊水を吸い出す処置をしていましたが、今では必ずしも必要ないとされています。この変化はとてもよいことだと思います。

赤ちゃんの心に与える影響を含め、もっと広い視野から考えるお産のあり方もあってよいのではないかと思います。

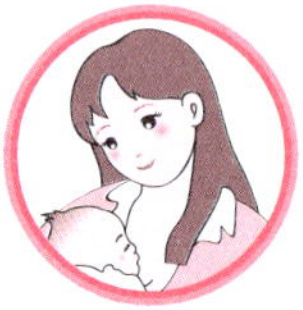

お母さんと赤ちゃんはできるだけ長く一緒に

生まれたときの赤ちゃんがどのように感じているのか、知らない人が多いと思いますが、何人かの子は覚えています。

お母さんにやさしく抱かれることはどの赤ちゃんも望んでいます。

赤ちゃんが生まれてまず感じることは「おなかの中は自由に体を動かすことができ

たのに、生まれたとたんに体が動かない、私の体はどうしてしまったのだ」という戸惑いなのだそうです。

生まれた直後はまだ自分の手足と意識がつながっていないため、環境に慣れるまで時間がかかるそうです。自分の体が自分の意思で動くようになるまで、やさしく抱きしめてほしいようなのです。

ところで、ユニセフとWHOが連名で提唱している母乳育児成功のための10カ条に「出生後できるだけ早く母乳が飲ませられるように支援する」とあり、助産師さんは少しでも早く母乳を始めることがいいことだと信じています。しかし、なかには早すぎる授乳は赤ちゃんにとって負担なこともあるようです。

口の中にお母さんの乳首を入れられた瞬間、まだ生まれた環境に慣れていないのに「何でこんなことをするの？　私は今は飲みたくないのに！」と怒りに似た気持ちをもったと、語った子が何人かいました。

もちろん生まれてすぐおっぱいを飲みたかったから「むさぼるようにおっぱいを飲みました」というお子さんもいます。赤ちゃんによって感じ方はかなり違うようなので、まずは何をするにしても赤ちゃんに聞いたり話しかけたりして行動する、という姿勢が赤ちゃんを支える人には欲しいと思います。

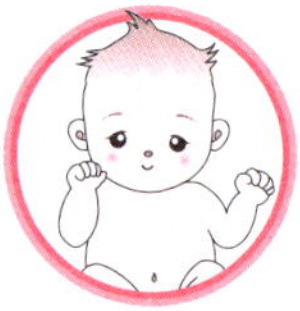

へその緒はゆっくり切る

へその緒を切るタイミングについては、さまざまな意見があります。現在WHOのホームページ（http://www.who.int/en/）では、へその緒をゆっくり切るという伝承が各地に残っていることと、早く切ってしまう西洋医学の理論の両方を紹介しながら、どちらもデメリットがないという判断を下しています。

ただ、私は、へその緒はゆっくり切ったほうが安全だと考えています。というのも、赤ちゃんはおなかの中にいるときは胎盤から酸素をもらっています。生まれたとたんに自分で肺呼吸しなくてはなりませんが、胎盤そのものは赤ちゃんが生まれたあともしばらくの間は酸素を供給してくれます。

したがって、生まれた直後で呼吸状態が整わない時期は、へその緒が胎盤とつながってさえいれば酸欠の心配はありませんが、へその緒を切ってしまっていると一時的に無酸素状態になってしまうのです。

実際、私のクリニックでは、へその緒が首に巻きついて苦しそうな状態で出てきた赤ちゃんのへその緒を切らずにほどき、お母さんの上に乗せてあげたら、呼吸が始まる前に顔色がよくなってきたということが何例かありました。

からまっていたへその緒をほどいたため、胎盤からの酸素が赤ちゃんに流れ込み、全身の状態がよくなったり、呼吸がうまくできていないのに皮膚の色がよくなってきたりしたのです。そうこうするうち、不安定だった呼吸も落ち着いてきました。

へその緒を急いで切ることの危険性は、もう一つあります。おなかの中にいるとき、胎盤にはお母さんの心臓から送り出された血液が送り込まれ、同時に赤ちゃんの心臓から胎盤に血液が送り込まれて、酸素のやりとりが行われています。

これを胎児循環といい、赤ちゃんが生まれてからは新生児循環といいますが、呼吸を始めて心臓の仕組みが変わるまで、三十分から数時間これは続きます。ですから、臍帯《さいたい》拍動が続いている最中にへその緒を切ってしまうと、急激に血液の流れが乱れ、

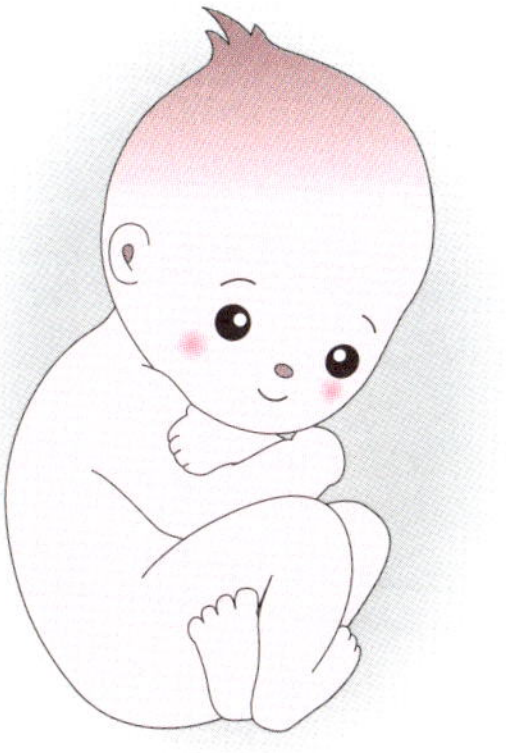

危ない場合があるとも考えられるのです。

なお、へその緒の中には、造血作用のある幹細胞がたくさん含まれます。拍動があればこれらの細胞を赤ちゃんに送り込めます。ですから私のクリニックでは、へその緒の拍動が止まって呼吸が確立した段階で、ゆっくり、へその緒を切るようにしています。

へその緒を切るタイミングについては、医学的な見地からの議論の他に、赤ちゃんの心の成長の面からゆっくり切るほうが望ましいという説もあります。

自然は、赤ちゃんが初めて自分で呼吸をするという試練を乗り越え、変化に少しずつ慣れることができるように、赤ちゃんが生まれるときへその緒でつながった胎盤を用意してくれました。

しかし、生まれてすぐへその緒を切ると、赤ちゃんが準備する間もなくふいに肺に大量の酸素を取り込むことになります。

そして、まさにその恐ろしさと驚きの声が

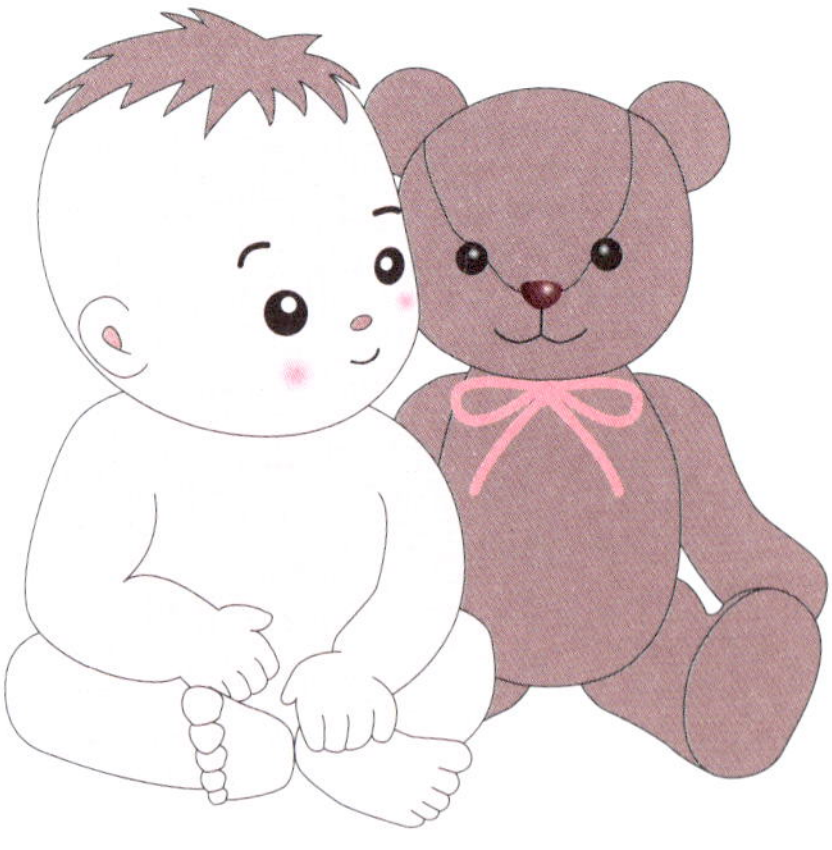

産声だというのです。

へその緒を切ってしまった場合は産声をあげないと命にかかわりますから、ともかく泣かせて肺を刺激しなくてはなりません。そのため、赤ちゃんを逆さにして叩《たた》くという処置もかつては行われていました。

しかし、へその緒で胎盤とつながっている場合は酸素が足りていますから、産声をあげなくても問題ないのです。

むしろ、つるりと生まれて満足している赤ちゃんは泣かずに笑っていますし、そういう赤ちゃんを叩いてまで泣かせる必要はありません。

心理的な面では、呼吸は生きることそのものと分かちがたく結びついており、外からの恵みを取り入れ、自分の中の古いものを手放すことを意味します。また、へその緒を切ることは母親からの独立であり、人生最初の冒険です。

ですから、へその緒を切るタイミングが早すぎると心に傷を残し、その後の人生で新しい局面に立ったとき変化の波にスムーズに乗りにくくなるという説もあるのです。

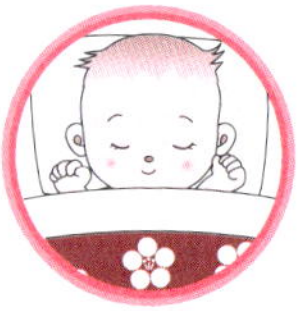

本当に安全なお産とは？

おなかの赤ちゃんに話しかけをしてもらい、赤ちゃんが出てくるのをゆっくり待つ。そして、生まれたらすぐお母さんに抱っこしてもらい、呼吸が確立してからへその緒を切る――お産のかたちをがらりと変えると、赤ちゃんが本当にいい顔を見せてくれるようになりました。産後の風景も従来とまったく変わって、産声をあげない赤ちゃんも多く、お母さんとの穏やかな時間が流れています。

本当に安全なお産とは、赤ちゃんの体を守るだけでなく、その心をむやみに傷つけないお産ではないでしょうか。医療介入すべきときは介入するにしても、基本は自然の営みを信頼して妨げないお産こそが、安全なお産なのだと思います。

現代のお産の現場では、医療者は命を助けるといいながら、自然に生きていこうとする命の力をずいぶん削《そ》いでしまっているのかもしれません。大切なのは、赤ちゃんとお母さんをていねいに見つめて、本当に必要なもののみを提供することだと思います。

3章まとめ

1 赤ちゃんの能力は私たちが考えているよりはるかに高い。

2 お産は人生の縮図。陣痛の苦しみの間に快感を感じられる時間もある。

3 呼吸法も産むスタイルも自由なほうがよい。

4 お産のとき、お父さんはその場にただいるだけでよい。

5 赤ちゃんが生まれる自然の力にまかせるとお産は楽になる。

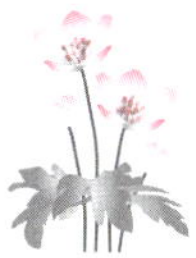

4章

生まれてからでも まだ間に合う

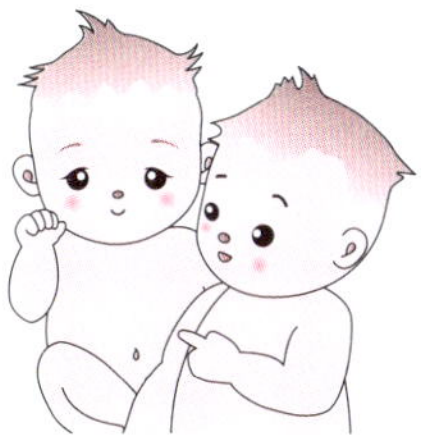

★★★★

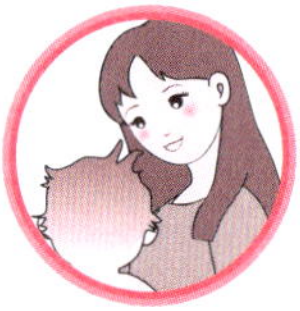

子育てに常識はない

現代のお母さんは、特有の悩みを抱えています。かつては地域の人たちとの交流が盛んで、誰もが知らず知らずのうちに赤ちゃんを産んだばかりの人や小さな子どもを育てている人と接し、実地で学んでいました。

近所や親戚《しんせき》の赤ちゃんのお世話をしたことがあれば、いざ自分に赤ちゃんが生まれたとき、あまり戸惑わずに育てられます。ところが、現代のお母さんたちは経験がないため、抱っこの仕方すら教わらなくてはできないのです。

そんなお母さんたちが頼りにするのが育児書ですが、マニュアルがぴったり当てはまる人が二割、まあまあ当てはまる人が六割、当てはまらない人が二割くらいです。これを二割の法則または2-6-2の法則と私は勝手に呼んでいますが、自然現象は比較的多く当てはまります。けれど、多くのお母さんは一〇〇パーセント当てはまると思い込んでいるので、育児書どおりにいかないと自分を責めてしまいます。

そして不安でたまらないので、赤ちゃんが熱を出すと、きげんや顔色がよくても大急ぎで病院に駆けつけたりします。そんなお母さんには「病気じゃなくても熱が出ることもありますよ。前日興奮することがあったのではありませんか」と言うと納得し、そのとたん赤ちゃんの熱もすっと下がったりします。

小さな子どもや赤ちゃんは、お母さんの不安を鏡のように映し出します。お母さんが不安な顔をしていると子供も具合が悪くなり、どんと構えているとよくなってしまうことも多いのです。

自信がないお母さんのなかには、神経質なまでに清潔にこだわる方もいます。たとえば、おっぱいをあげるとき乳首をアルコール綿で消毒する人もいますが、昔のお母さんはそういうことはしませんでした。

おっぱいにはもともと乳腺《にゅうせん》からの分泌物があって、ある程度きれいになっていますし、日常生活のなかでいつも乳首についている善玉菌なら、むしろ早く取り込んで免疫をつけてしまうほうがいいとされています。そもそもアルコール綿の効果は不確実ですし、その成分が赤ちゃんの口に入るほうが問題ではないでしょうか。

菌を排除して人工的な環境を整えるより、赤ちゃんの生きる力を引き出すことに、もっと注目したほうがいいように思います。新生児室では、お母さんは手を消毒薬で洗い、マスクをして赤ちゃんを抱っこしますが、赤ちゃんのころの記憶があるお子さんたちから聞くと、赤ちゃんは顔が見えないことを非常に怖がっているようです。

大切なのは、お母さん自身が自然の営みに敏感になり、何が必要で何が不必要か、見分ける感覚を磨いていくことだと思います。また、身近に相談できる人を見つけることも必要です。それにお母さんが赤ちゃんとの絆《きずな》を深めて自信をつければ、わからないことは赤ちゃんに聞いてみることだってできるのです。

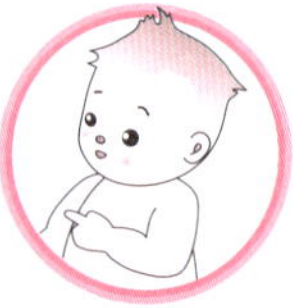

赤ちゃんに聞いてみる

赤ちゃんの知能レベルは私たちが想像するよりはるかに高く、お母さんに子育ての方法を教えてくれます。


赤ちゃんにずっと意識を向けつづけ、目や表情や泣き方に注意していると、赤ちゃんが何を考え、何を望んでいるかがわかるようになります。赤ちゃんは抱っこが大好きなので、思いっきり抱っこしてあげましょう。体だけでなく心も丸ごと抱っこしてあげると、赤ちゃんは全身でコミュニケーションをとろうとしてくれます。

アフリカのウガンダでは、お母さんが赤ちゃんを二十四時間抱っこしつづけることによって、生後二日で首がすわり、生後六週から八週ではいはいを始めたという調査があります。また、お母さんは赤ちゃんの心を受けとめることができるので、生後七日でうんちをしたいのかおしっこをしたいのかがわかり、赤ちゃんを包む布はほとんど汚さずにすむといいます。

日本でも、生まれてからすぐトイレトレーニングを始めて、おむつが一日一枚ですむお母さんもいます。赤ちゃんとコミュニケーションがとれているとおしっこやうんちをしたいときがわかるので、おむつを汚す前におまるに連れていけばいいのです。

おむつは汚れてから替えるものと思われていますが、その常識こそ間違っているのかもしれません。赤ちゃんはどんなに訴えてもおむつを替えてもらえなかったので、そのうちあきらめて教えてくれなかっただけかもしれないのです。

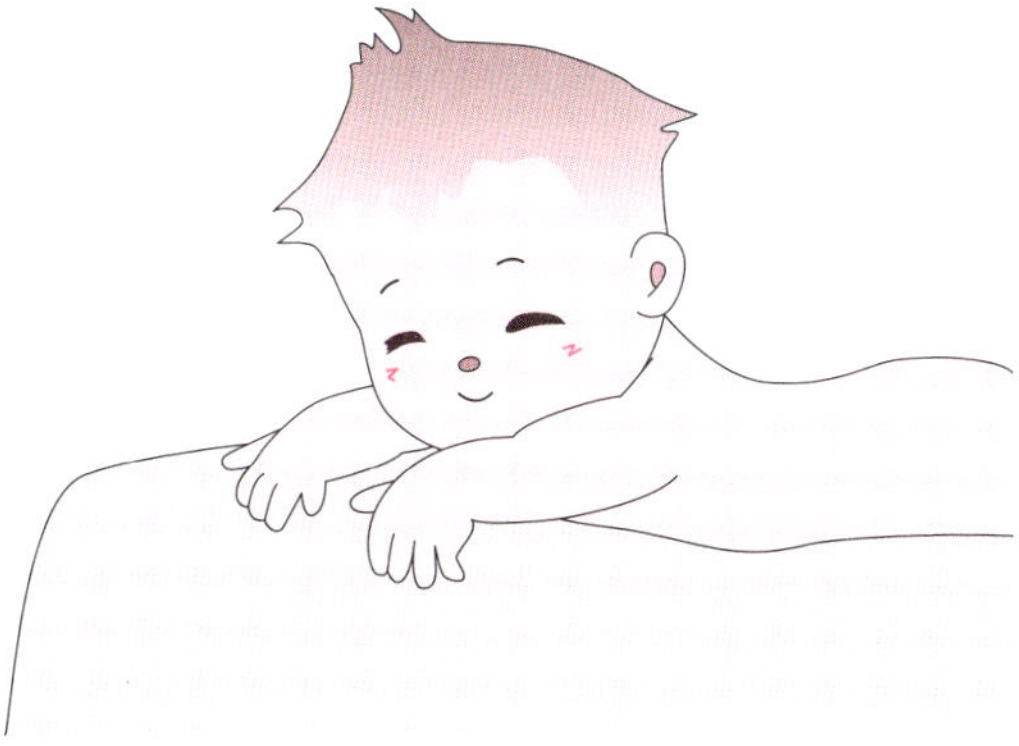

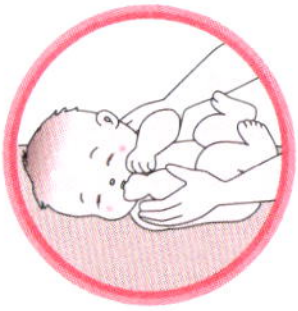

赤ちゃんと絆を深める方法

おなかの赤ちゃんに話しかけなかったお母さん、難産だったお母さん、赤ちゃんが生まれたときにふれあえなかったお母さんでも、赤ちゃんとの絆を強める方法はいろいろあります。

ベビーマッサージは、お母さんと赤ちゃんが密着する機会を人工的につくり出し、親子のつながりを感じられるプログラムとしてすぐれています。

実は、皮膚感覚は十週頃の胎児からあって、人間が最初に獲得する感覚だと考えられています。生まれたばかりの赤ちゃんの肌は、「第二の脳」と呼ばれるくらい過敏です。肌のすぐ下には神経線維が張りめぐらされ、温かい、冷たい、触られているなどの刺激を脳に伝えています。

犬や猫は、子どもを産むと親が全身をよくなめて刺激しますが、人間にとってもふれあいは体に刺激を与えて免疫力を高めるだけでなく、心の安定をもたらすという意味でとても大切です。お母さんにとってもふわふわした赤ちゃんをなでるのは気持ちがよく、親子のつながりを肌で感じて愛情がわいてきます。

小さく生まれて保育器に入っている赤ちゃんでも、看護師さんが一日十五分ふれてあげたらミルクの飲みがよくなり、ぐんと成長したという報告もあります。

また、ベビーマッサージではお母さんがオイルをつけた手で裸の赤ちゃんの全身をなでてあげるのですが、オイルを使うと汗をかくというのもマッサージの利点です。

肌には汗腺《かんせん》があり、便や尿と同じように、汗と一緒に体にたまった毒素を排泄《はいせつ》してくれます。特におっぱいはお母さんの脂肪からつくられており、脂肪にはダイオキシン、PCB（ポリ塩化ビフェニール）、重金属、化合物などがたくさんとけ込んでいます。

そこで、特におっぱいを飲んでいる赤ちゃんにとっては、マッサージをして汗を出すことがとても役に立ちます。湿疹《しっしん》がよく出る赤ちゃんも、マッサージをすることできれいになるのです。

もうひとつ、直接しゃべれない赤ちゃんとコミュニケーションを

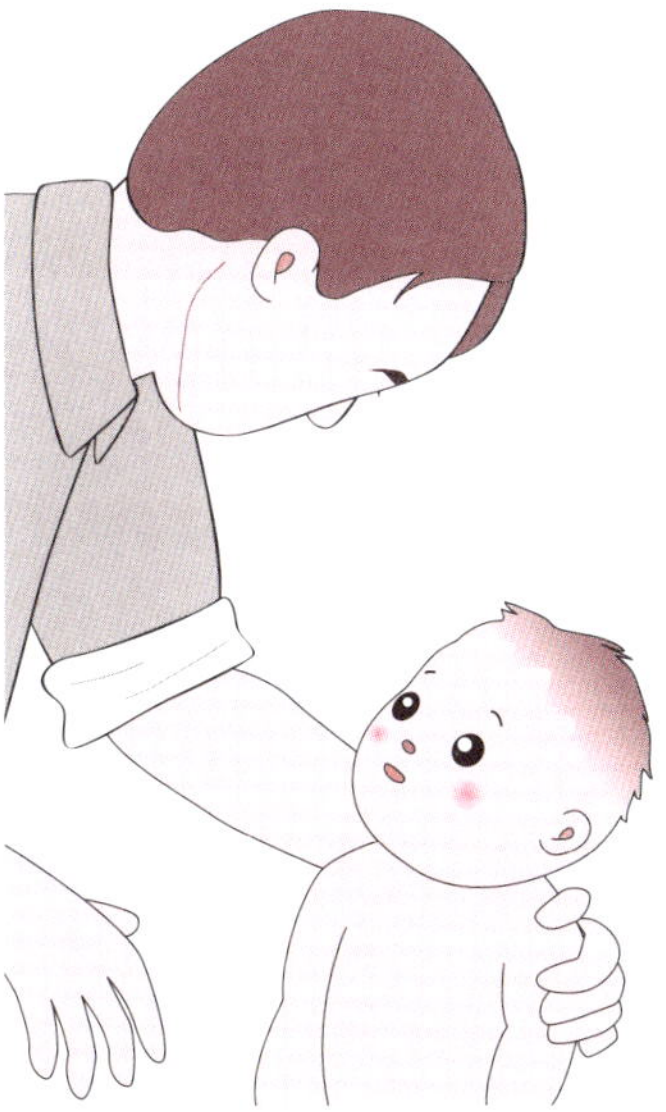

とる方法としてベビー手話があります。

ベビー手話をベビーサインという名前で伝えている団体もあります。私と一緒に日本胎内記憶教育協会を立ち上げた、藤沢にある幼児教室スコーレの園長先生である土橋優子さんは、ベビー手話（米名：Baby Sign Language ベビー サイン ランゲージ）の日本代表で、講師養成も行っています。

土橋優子さんは生まれる前の記憶、乳児期から幼少期の記憶をもっている方で、そのご自身の記憶をもとにベビー手話を使い、しゃべることのできない赤ちゃんと会話もしています。

手話で会話をするわけではなく、全身の表情、仕草、声のトーン、体温などを使ってのコミュニケーションをして、赤ちゃんから情報を読みとるのです。赤ちゃんは、親や大人が何を考えているのか、ほとんど直感でわかるといいます。思考は一秒間に一千万ビットの情報処理をしているそうですが、私たちの言語を使った情報処理能力は一秒間に百二十六ビットとされています。したがって言語での情報処理は思考のごく一部しか伝わらないことになります。

ベビー手話は、全身全霊を使った情報のやりとりなので、言葉だけを使ったやりとりよりもはるかに多い情報のやりとりができるのです。

ちなみに、赤ちゃんとの絆を深めるためには赤ちゃんがどのような世界観をもっているのかを知る必要があります。私が代表理事を務めている一般社団法人　日本胎内記憶教育協会（https://premea.or.jp/association/）では、胎内記憶を調べて得た知識をお伝えする講座を開催していて、参加した方から「育児がやりやすくなったばかりでなく、自分の人生も肯定できるようになった」との声が寄せられています。興味がある方は参加してみてください。胎児や新生児の世界観を知ることでよりいっそう赤ちゃんとの絆を深めることができます。

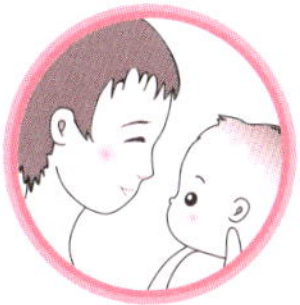

帝王切開のほうが赤ちゃんとの絆は深い？

子育てをするなかでは、理想どおりにならないことがたくさんあります。

しかし、まじめなお母さんほど、母乳育児など一つのことにとらわれがちです。たとえば、なぜおっぱいがいいかといえば、免疫成分が含まれているなどの利点とともに、お母さんが赤ちゃんを抱っこして見つめ合いふれあう時間がとれるからです。

しかし、「母乳でなくてはならない」といってお母さんを追い詰め、苦しめるのは間違っているように思います。おっぱいが出ないことで罪悪感にかられるくらいなら、ミルクにして心穏やかに暮らすほうが赤ちゃんにとって望ましいことのように思います。ただ、妊娠中からケア・サポートをしっかりすると、ほとんど母乳だけで育てられるようです。

出産してからおなかの赤ちゃんに意識があることに気づいたお母さんのなかには、妊娠中の生活を後悔なさる方もいらっしゃるかもしれません。また、自然分娩《ぶんべん》のよさが知られるにつれ、理想のお産を思い描いていたお母さんは、そのとおりにできなかったら失敗と思い詰めてしまうかもしれません。

たしかに、私がここまで述べてきたように、妊娠中の暮らしやお産の方法は赤ちゃんの心と体の成長に大きな影響を及ぼします。

しかし、子育てには「〜でなくてはならない」という決まりはありません。もちろん自然分娩の安産であるほうが望ましいけれど、それが無理だったら仕方がないというくらいの鷹揚《おうよう》な部分が、子育てには必要です。

お産はゴールではなく、赤ちゃんとお母さんが共に育っていくなかでの通過点にすぎません。お産にこだわりつづけると、子育てのプロセスを断ち切ってしまうことになります。大切なのは、起きたことを受けとめ、それから何を学ぶかなのです。

帝王切開や難産だった場合の問題は、むしろ「イメージどおりのお産ができなかった。自分はだめな親だ」という思い込みが、子どもに否定的な影響を与えてしまう点です。

しかし、「お産のせいでこうなってしまった」「子育てがうまくできないのはお産のせいだ」「あんな産院をすすめた誰それのせいだ」というふうに話がそれていってしまうと、悪循環にはまってしまうだけです。

そのように周囲に責任を転嫁していたら、お子さんもいずれ「産んでくれと頼んだのではない。私がこんなふうになったのは親のせいだ」と、親を責めることになるかもしれません。

生まれてきたのも必然だし、そういうお産をしたのも必然だと考えると、人生の問題を自分自身で解決していく力がわいてくると思います。

さらにいうなら、赤ちゃんがおなかの中で心地よく過ごせなかったり、生まれるとき苦しんだりしたとしても、それがその子の人生にとってマイナスになるとはかぎらないのです。というのも、もし本人がその人生を選んで生まれてきているとしたら、何かを学ぶために乗り越えるべき山をいくつも設定しているのは本人だからです。

ハードルが高ければ高いほど、本人にとって意味があるのかもしれず、その最初の山がおなかの中での寂しさや苦しいお産だったのかもしれません。

ですから、お母さんは自分を責めずに、それだけの試練を設定してきた赤ちゃんの強い魂を認めて、赤ちゃんとお母さんの両方の力で乗りきっていけばいいのです。

興味深いことに、ある研究所が何百組もの親子を対象にお母さんと子どもの絆を調査したところ、最も深くつながっていた親子三組はすべて帝王切開だったという結果が出ています。

そのお母さんたちは、帝王切開だったからこそ一生懸命お子さんと接し、いい子育てができたと感じているのかもしれません。

そう考えると、お産の方法そのものがいいとか悪いとかではなくて、やはり赤ちゃんとのつながりがどうであるかを考える必要があると思います。

自然分娩さえすれば絆を深められるというわけではなく、お母さんの赤ちゃんへの向き合い方しだいでどうにでもなるのです。

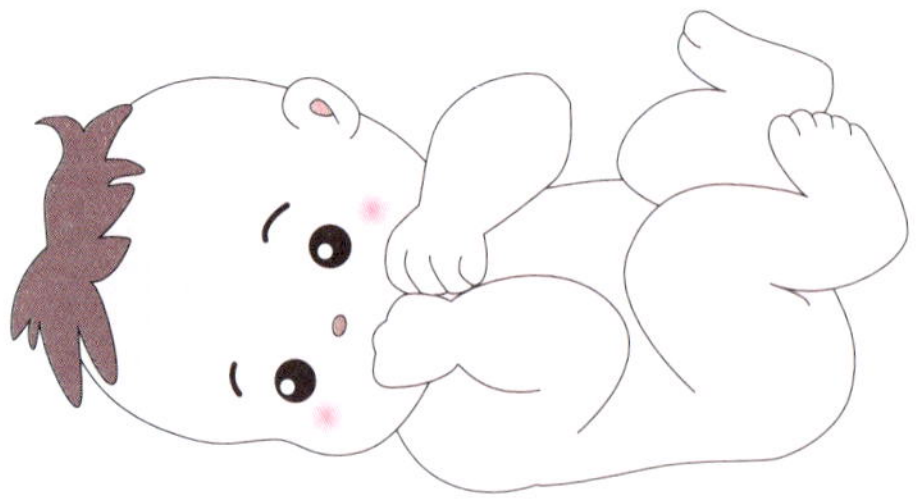

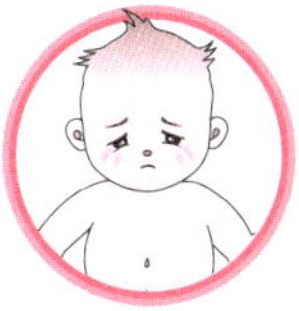

つらい思いも共有する

苦しいお産だったお母さんが赤ちゃんにしてあげたほうがいいことは、「生まれるときは大変だったね」と赤ちゃんに共感し、それを伝えることだと思います。「苦しかった」と訴える赤ちゃんに「わかっているよ、つらかったね。お母さんも苦しかったんだよ」と語りかけ、気持ちが通じ合えば、赤ちゃんはそれで納得してしまうものです。

生まれたときの記憶を調査したアンケートには、こんなエピソードも寄せられました。ある赤ちゃんは生後一カ月までいつも決まった時間に泣いていたのですが、ちょうど生まれた時間に泣いていることに気づいたお母さんが、ふとひらめいて「生まれたとき苦しかったの？」などと話しかけてみました。すると、赤ちゃんは「うんうん」という顔をして、それからぴったり泣かなくなったというのです。

その赤ちゃんの場合は、大変な難産でした。お産のあと、お母さんは全身の筋肉が痙攣《けいれん》してしまい、マッサージを受けていて、赤ちゃんのお世話をする余裕がなかったのです。赤ちゃんもすぐ保育器に入ってしまいました。お母さんは「娘はそのときかまってほしかったのにかまってもらえず、つらかったのでしょう」と言っていました。

もしこれといった理由もないのに気になる泣き方が続くようなら、赤ちゃんはつらかった記憶をお母さんに伝えたがっているのかもしれません。そしてお母さんがそれをきちんと受けとめると、それだけで心の傷が癒《い》えるのだと思います。

このプロセスは、退行催眠を使った心理療法にとてもよく似ています。退行催眠療法でも、心の傷になった出来事を思い出して気づくことによって、現在問題となっている症状を解消できるのです。

もっとも、生まれたときの話を聞こうとすると、ふいに話をそらすなど、明らかに話したくないという態度をとるお子さんもいるようです。その場合は無理に話させよ

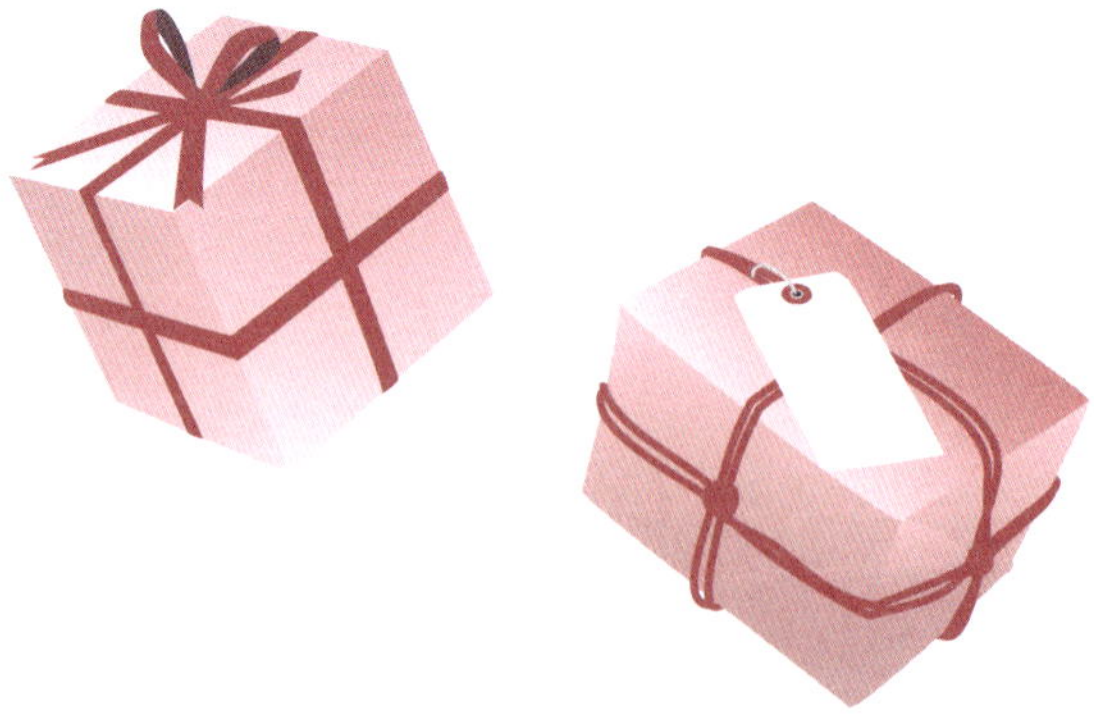

うとするのではなく、黙って包み込むようなかたちで、心の傷ごと抱きしめてあげる必要があると思います。

ある男の子は、小学校一年生のとき「ぼくがおかあさんのおなかにいるときに、ほうちょうがささってきて、しろいふくをきためがねのひとにあしをつかまれて、おしりをたたかれました。おかあさんのふくろからでたとき、パンとおとがしてこわくてないていると、こんどはくちにゴムをとおしてきて、くるしかったのでないてしまいました」という作文を書いています。

たしかに、赤ちゃんから見れば突然刃物がおなかに入ってくるわけで、命の危険を感じるほど恐ろしいことなのかもしれません。

大切なのは、難産であればあるほど、それほどつらい思いをしてまで生まれてきてくれた赤ちゃんを、丸ごと受けとめることです。お母さんが「どうしてこうなってしまったのだろう」と自分を責めつづけていたら、そういう生まれ方を選んだ赤ちゃんをどこかで否定することになってしまいます。

子育ては予想もつかないことが次々起こります。ときには途方に暮れることもあるかもしれません。しかし、陣痛は痛いけれど至福感を催すホルモンが出ていたのと同じように、大変なことこそ楽しいという面もあるのです。苦しさのなかの楽しさに気づく感性を育《はぐく》んでください。

いたらない親であっても、赤ちゃんはそれを全部承知で親のもとに来てくれました。赤ちゃんはもともと、親を無条件で愛してくれているのです。そして親は、子どもとともに驚き、悩み、喜びながら、本当に親になっていくのです。

4章まとめ

1 子育ては赤ちゃんの数だけ方法もある。絆を深めるのがまず大事。

2 生まれたらできるだけ早く抱っこしてあげる。赤ちゃんが怖がるのでできるだけマスクはしない。

3 赤ちゃんとの絆を深める方法としてベビーマッサージやベビー手話は役立つ。

4 帝王切開で生まれた赤ちゃんのほうが、お母さんとの絆が強いという結果が出たように、絆は出産後でも深められる。

5 赤ちゃんは無条件でお母さんとお父さんを愛してくれる。

5章

子育てで
本当に大切なこと

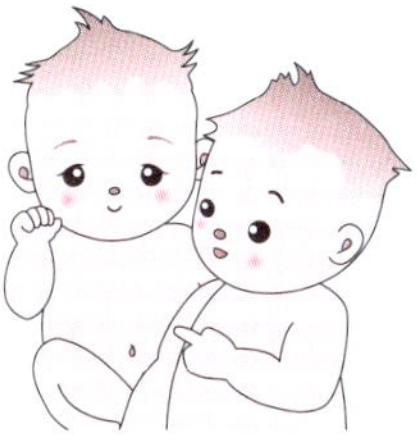

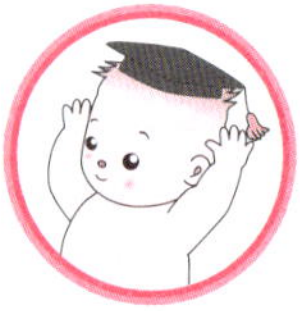

子育ての目標

私はある本で「教育の目標は、人が三十歳でどれだけの生活力をもち、生きがいをもって生活するかにつきる」という内容の文章を読み、目を開かされる思いをしました。「三十歳になったとき幸せと感じて、自立した生活をしている」と言いかえられるかもしれません。それはある意味で当たり前のことを言っているようであり、手が届きそうな目標ですが、子育ての核心をついています。

従来の発想だと、教育は「立派な人を育てるために知識を詰め込む」ことだと考えられがちです。けれど本来、教育とは自立性や自律性をつけることであり、自分で生きる方向を決められる力をつけることだと思います。

既成概念では立ちゆかなくなっている現代、大切なのは前例を繰り返すことではありません。人との出会いや新しい環境に応じて、まったく新しい何かをつくり出していく創造性こそが、ますます重要になってくるでしょう。

自分が本当に楽しむことができ、しかも周りの人たちに喜ばれるような生き方をつかみとることが人生です。そのプロセスでは、記憶力がいいとか、計算が正確だとか、与えられたことを的確にこなす能力に長《た》けているだけでは解決できない、自分自身で解決方法を見いださなければならない課題がたくさんあるのです。

実際、ある教育研究所では勉強ができる子を育てるために、小さいころから訓練して、幼稚園児に大学生の問題を解かせさえしています。訓練でできてしまうのです。しかし、現在の世の中を見回してみてもテストの成績がいいだけの子が幸せになれるとはかぎらないのは明らかです。

すでに定評のある学校や会社に入れば何とかなると考えていたら、何かでつまずいたり社会情勢が大きく変わったりしたとき、どこにも居場所がなくなってしまいます。

けれど、自分がどういう生き方をしたいかがはっきりわかっていれば、アプローチの仕方がたくさんあることに気づきます。大学に行っても行かなくてもいい

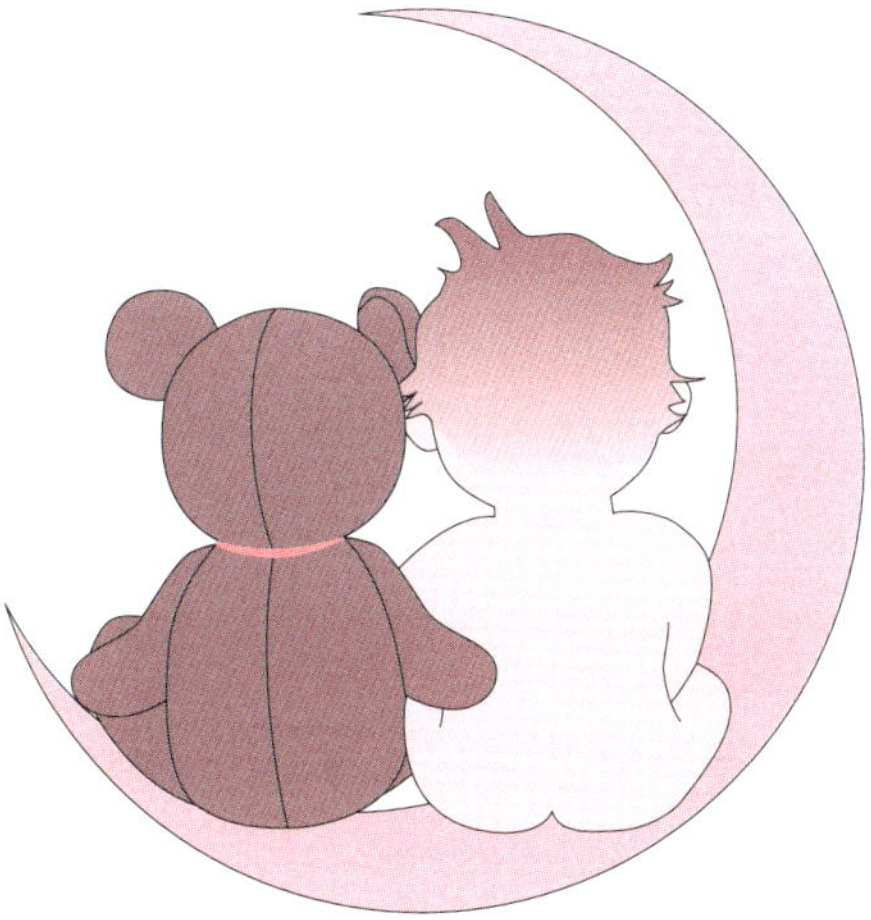

し、留学してもいい。そういうさまざまな選択肢があることを踏まえたうえで本人が決めることに、意味があるのです。

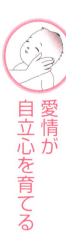

親は、自分が生きてきた狭い範囲の中で「このように生きなさい」とすすめようとします。それは、苦労や回り道はさせたくないという親心かもしれません。

しかし、それは子どもにとって本当に幸せでしょうか。子ども自身がさまざまな経験を積みながら、そのなかで自発的に意欲がわいてくるものでないと、何であれ本当には身につくはずがありません。

勉強にしても、親や先生に叱《しか》られたりほめられたりするから机に向かうというのではなく、おもしろいから学ぶという姿勢が大切です。

世界は美しいもので満ちています。その輝きを表現したいと思い、その仕組みを知りたいと思い、その感激を周りの人たちにも伝えたいと思う。そういう「うれしい気持ち」が、生きていく力なのだと思います。

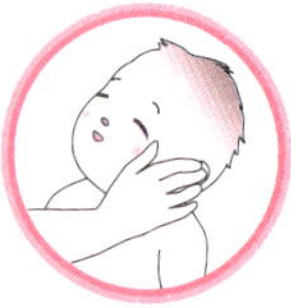

愛情が自立心を育てる

本来、子どもには自立性が備わっていて、いろいろなものを自分で取り入れながら行動し、生き方を決めていこうとしています。子育てで大切なのは、子どもに危険が及ばないように見守りながら、なるべくさまざまなことをやらせてあげることなのです。

このことは、脳の発達からも説明がつきます。実は、脳の中で情動（感情）や動機づけ（積極性）をつかさどる部位は視床下部や扁桃体《へんとうたい》ですが、だいたい生後六カ月で違いが出てくるようです。そして、そのころまでにお母さんから愛情をたっぷり注がれると、扁桃体を中心に大脳辺縁系の神経がうまく育つことがわかっています。

しかし、脳のその部位の神経は、ストレス、恐怖、怒りなどの負のイメージに傷つきやすく、しかもその傷を、理性をつかさどる部位である大脳皮質の働きで抑え込んでしまう傾向があります。そして、扁桃体がうまく育たなかったり壊れたりすると、鬱《うつ》や無気力を引き起こしてしまうのです。

ですから、心穏やかな性格や自発性は、一歳半くらいまでの間、特に赤ちゃんが大きくなって行動範囲が広がっていくとき、お母さんがどう接してどう扁桃体を育ててきたかに大きく影響されるのです。

赤ちゃんは成長するにつれ、自分にさまざまな能力があることに気づき、試してみたがるものです。そのなかには、たとえばご飯を食べるときに手でつかんで放り投げるといった、お母さんからすれば困ったこともあるでしょう。

そんなとき、お母さんが赤ちゃんの成長の大切なプロセスだということに気づかず、大人の都合だけ考えて行儀が悪いと決めつけ、「だめ！」と叩《たた》いてしまったとしたらどうなるでしょうか。

赤ちゃんは大脳の発達に伴って快と不快を感じとり、「これをすると心地よい。これをすると不快だ」ということを区別し、不快を避けて快を選ぶように条件づけられていきます。

そこで、赤ちゃんはお母さんが「だめ」と叱ることは基本的にしなくなるのですが、大脳の中では「自分の能力を試すと、いやな思いをする」という条件づけがなされてしまいます。

本当は、子どもは「これはやってもよかった。ほめられた」と一つずつ確認しながら、少しずつ行動範囲を広げていきます。そして成長するにつれ、広い選択肢のなかから自分の生き方を見つけていくものです。

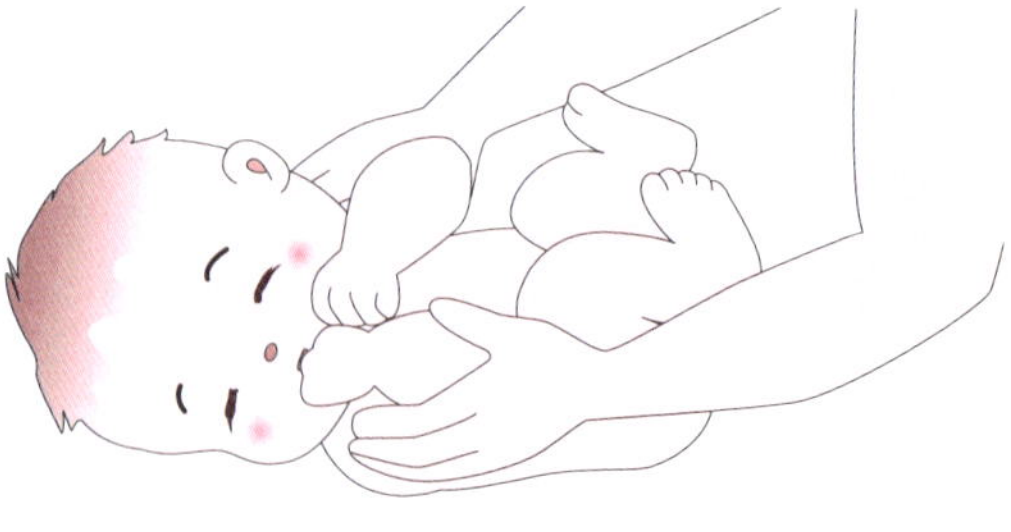

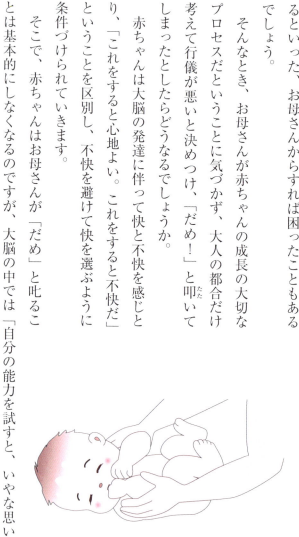

ですから、その最初の冒険の芽を摘みとってしまうのは、しつけではなくて虐待と紙一重なのです。

そういう調子で育て、少しずつ子どもの力を削《そ》いでいくと、いずれお母さんの言うがままになり、自己表現ができない子どもになったり、自分から行動を起こせない子どもになったりしてしまいます。

また、子どもはお母さんの鏡ですから、お母さんから受けたものをそっくり他人に返そうとします。そこで、お母さんの前ではとてもおとなしいいい子なのに、近所のおばさんには「このくそばばあ」とどなったりするのです。

そうなって初めて、お母さんは「この子はどこかおかしいのではないか」と悩むのですが、それは実はお子さんに問題があるのではなく、無意識のうちにお母さんがそう仕向けてしまったのです。

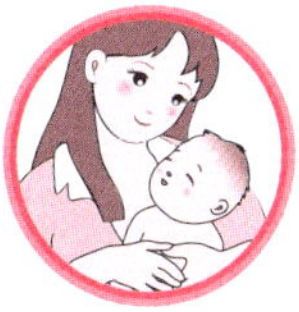

愛情表現はまず「抱っこ」

自立性や自律性を身につけるために最も大切なことは、子どもにたっぷり安心感を与えてあげることです。そして、そのための最良の方法はふれあいです。子育ての基本は難しいことではなく、まず抱っこなのです。

お母さんが子どもをしっかり抱きしめると、子どもはお母さんにしがみつく必要がなくなります。そして、ありのままの自分を受けとめてもらえていると確信でき、何かあってもすぐにお母さんのふところに戻ってこられるとわかっていれば、安心して外の世界で自分の能力を試すことができます。

しかし、お母さんとのふれあいが少なく、守られているという実感がない場合は、子どものエネルギーはまず安心感を得ることに向かい、新しい冒険をすることにまで回りません。

お母さんのそばに寄ってきたら、まず抱っこしてあげる。びっくりすることや悲しいことがあったら、とにかく愛情たっぷり抱きしめてあげる。お母さんには、その基本を心がけてほしいのです。

赤ちゃんは自分で動けるようになると、まずお母さんのそばだけではいはいを始めます。大好きなお母さんのふところを離れて、一人で行動することの始まりです。そしていよいよあんよできるようになっても、お母さんの姿をときどき確認して、すぐには自分からあまり遠くまでは行きません。

もう少し大きくなって、ちょっと離れたところまで行けるようになっても、子どもはすぐにちょこちょこ走り寄ってきて抱っこをせがみます。それは、子どもなりに見守られていることを確認しているのです。

そんなとき、お母さんはお子さんをしっかり抱きしめてあげてください。お子さんはすぐに納得して飛び出していこうとするかもしれません。けれどその場合も、さっと放したりせず、お子さんが「もういい」と言うくらい、さらに一秒間ぎゅっと抱きしめてあげましょう。すぐに放してしまうと、子どもは「もう放しちゃうの」と、ちょっぴり物足りなく思うものなのです。

子どもはいずれ必ず、自分の意志で親元を離れていきます。子どもが親のふところにいるのは、一生のうちほんの限られた時間でしかありません。子育てとは、ぴったり寄り添っていたお母さんと子どもが、だんだん離れていくプロセスにほかならないのです。

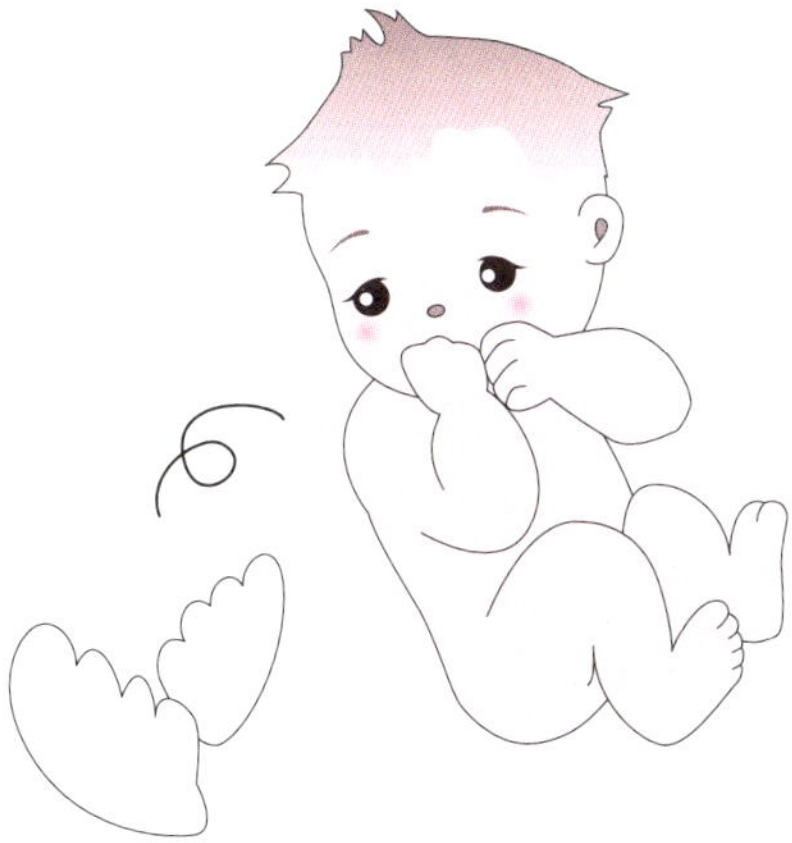

子育て真っ最中のお母さんにとっては、毎日があまりに慌ただしく過ぎていき、子どもが早く大きくなって手がかからなくなってほしいとため息をつくこともあるでしょう。けれど巣立ちのときは必ずやってきますし、そのときが来れば、お母さんとお子さんが密接にふれあっていた日々はもう決して返らないのです。

お子さんのぷくぷくしたほっぺたにお母さんの頬《ほお》を寄せるのは、今しかできないお母さんの特権です。子育て時代がどれほど大変でも、いつかきっと、人生で最も輝いていた時代の一つとして、なつかしく思い出す日がやってきます。このほんのわずかな時間を存分に楽しみ、味わってください。

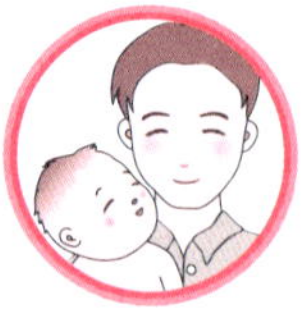

心の「抱っこ」をしてあげよう

ふれあいは、体の抱っこだけではありません。お母さんはお子さんの心も丸ごと抱きしめてあげてください。

お子さんが何を言いたいかじっくり耳を傾けるには、練習が必要です。小さな子どもは言葉が足りず、上手に気持ちを表現できないこともあるでしょう。さえぎらず、先回りせず、お子さんの心にお母さんの心をそっと添わせ、心で抱っこしてあげましょう。
たとえば、お子さんが幼稚園から泣いて帰ってきたら、まず静かに「何かあったの」と聞いてあげるのです。

「何々ちゃんがこうしたの」と言ったとしたら、そのときにお子さんが感じた悲しみや腹立ちを、お母さんもそっくり感じてあげます。

お子さんは心から共感してもらえたことがわかれば、お母さんが「そう、大変だったのね」と相づちを打つだけで、かなりの部分、気がすんでしまうのではないでしょうか。共感してくれる人がいると、とても安心できるからです。

否定的な感情に蓋《ふた》をするのは、子どもにとって大きなストレスです。泣きたいときに泣くというのは、子どもの大切な自己表現なのです。

私の病院では、子どもに注射するとき、「思いきり泣いてから帰ろうね」と言います。「これから注射するよ。ちょっと痛いけれど、がんばろうね」と言いながら打って、親に抱きしめてもらい、体をさすりながら十分泣かせると、子供は気持ちを吐き出してすぐにきげんを直し、病院のドアを出るときはにこにこ笑っています。

しかし、お母さんが「アイスクリームを買いに行こうね」などとだまして病院に連れてきたり、「男の子だから泣くんじゃない」と言って感情を抑えつけたりすると、子どもの心のなかで屈折した怒りや悲しみがたまってしまいます。

心を開き、気持ちを自由に表現するというのは、のびのび生きていくうえでとても大切な能力です。人間が本来もっているそういう表現能力を、お母さんはどうか抑え込まないようにしてください。

親子が本当に心を通わせるには、相手の気持ちをわかろうとする意志が大切です。本当はお子さんがおなかの中にいるときから話しかけ、一歳半くらいまでにコミュニケーションの回路ができているほうが望ましいでしょう。

しかし、子どもとの絆《きずな》づくりに遅すぎることは決してありません。気づいたときからふれあいを大切にし、心を寄り添わせていけばいいのです。

私は、ある小学校五年生の荒れた男の子のお母さんに「お子さんを抱きしめてあげてください」と言ったことがあります。すると、「いやだ、気持ち悪い」という答えが返ってきました。別れた夫

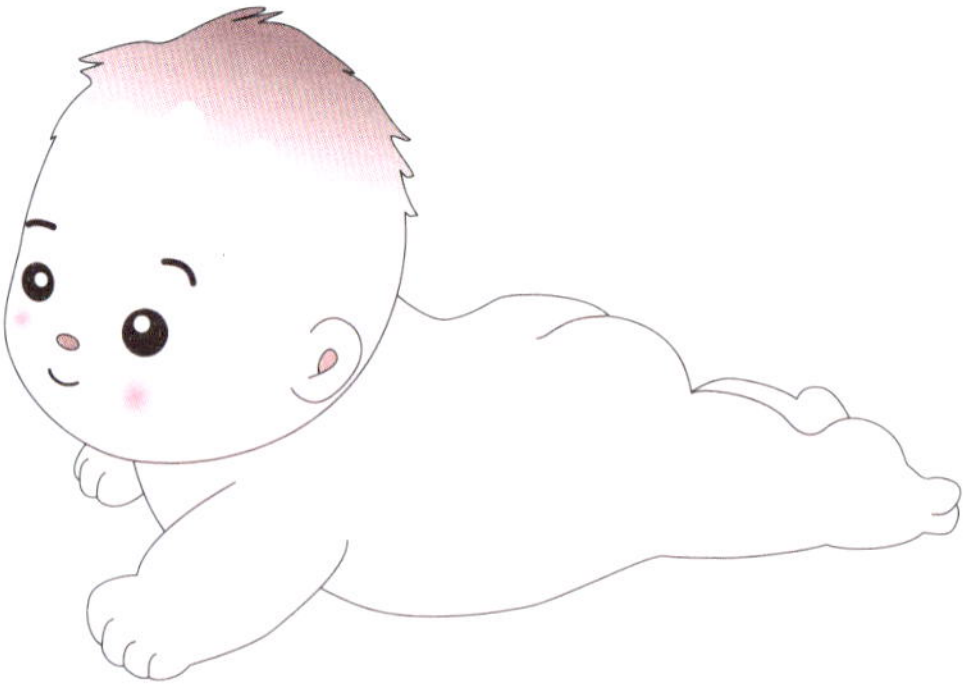

とそっくりだそうです。これには私はとても驚きました。お母さんに丸ごと受けとめてもらえないその男の子がどれほど寂しい思いをしているかと思うと、胸が詰まります。ある高校の先生から聞いた話ですが、荒れていた生徒を抱きしめたら、腕の中でじっと動かなくなったそうです。そして、「先生、友だちも呼んできていいか」と言い、不良仲間を連れてきて、順番に先生に抱きしめてもらったのです。たったそれだけで、彼らは落ち着きを取り戻しました。高校生でさえそうなのですから、年齢の低い子にはもっと効果があるはずだと思います。

皮肉にも、戦後自立を促す子育てをして子どもを抱きしめないようにしたことが、かえって自立できない大人をつくってしまったのです。

現代の日本では、子どもたちがすぐに群れをつくりたがり、仲間外れにされるのを極度に恐れますが、根底には同じ問題があるような気がします。群れをつくるのは、家族の再体験であり、親との関係で経験できなかったことを獲得しようとしているのです。「私は生まれてきてよかった」という自信がある人は、群れのなかにいなくても生きていけます。ところが、親に無条件に抱きしめられたことがなく、常に「私は生まれてきてよかったのか」という不安につきまとわれている人は、自分が何者か確信がもてません。そこで、群れのなかで他人と同じようにふるまうことによって、自分という感覚を得ようともがいているのです。

「あなたがこうだから、そんなことになるのよ」「こうでなければ、あなたはだめな子よ」という決めつけは、子どもに「こんな私で生きていていいのか」と思わせるだけなので、百害あって一利なしです。

一方、「できてもできなくてもあなたが大好きよ」とおおらかなまなざしで見つめられている子どもは、自分なりのペースでのびのびと育ち、結果的に能力も発揮できるようになるものです。

子育てというのは、親があれこれ教えることではなく、親が子どもに心を添わせ、共感する能力を高めていくことなのかもしれません。親には「子どもにはこうあってほしい」という欲がありますが、それこそが子どもの成長を妨げてしまうのです。

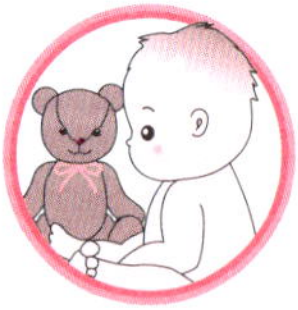

反抗期が来れば子育ては成功

一歳半くらいまでお母さんにぴったり寄り添っていた子どもも、自我が芽生えてくるとお母さんが言うことなすことすべてに「いやだ！　いやだ！」と口答えするようになります。それが第一次反抗期の始まりです。

お母さんにとってはつらい時期ですが、実は反抗できるようになったということは、それまでの子育てが大成功だった証《あかし》です。お子さんが「いやだ！」と言うとき、お子さんはそれまでお母さんにたっぷり愛されたおかげで、安心して反抗できるまでに育ったことを告げているのです。「いやだ！」と言われたらお母さんはそれまでの育児に自信をもってください。

とはいえ、見境なく「いやだ！」と言い張っているときは、していいこととけないことの区別をはっきり教える必要が出てきます。そんなとき、お父さんの役割が重要になってきます。

第一次反抗期では、間違っているときにきちんと叱り、生きていくうえでの規範を覚えさせることが大切です。社会性の基本を身につけるのに適した時期はせいぜい小学校高学年までで、その時期を過ぎても野放しにしたまま思春期にやって来る第二次反抗期を迎えると、とてもややこしいことになってしまいます。

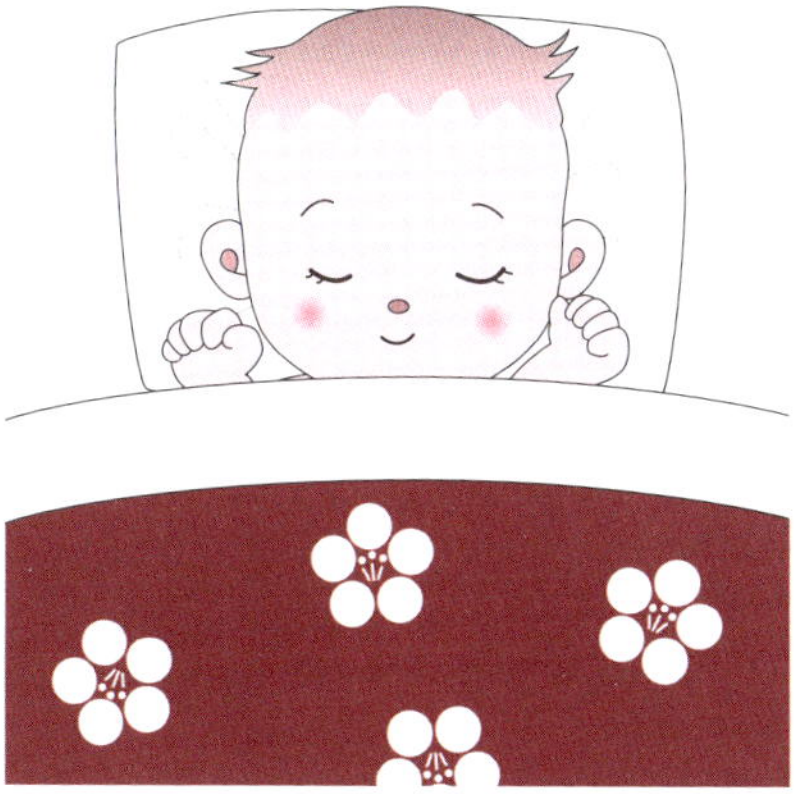

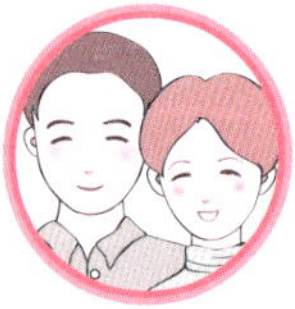

お母さんの役割 お父さんの役割

お母さんが子どもをしっかり抱きとめていて、子どもがお母さんに絶対的な信頼を寄せている場合、お父さんは多少怖い存在でも問題ありません。逆に言うなら、自分はきちんと守られているという安心感のある子どもは、間違ったことをして叱られたとき、素直に従うことができるのです。

残念ながら、最近は父親としての役目を放棄しているお父さんも多いように感じます。生きるうえでの信念がなく、物事を判断する基準がないので、子どもに強く主張されると言うがままになってしまうのでしょう。

けれど、子どもが最も嫌う親は、実は子どもを叱る親ではなくて子どもに迎合する親なのです。子どもと向き合うなかでは、自分の生き方を問い直さなければならない場面がたくさんあります。そこが子育てのきついところであり、また醍醐味《だいごみ》でもあるのです。

子育てをいい刺激にしながら、「これがお父さんの生き方だよ」という芯《しん》になるものを子どもに見せていくことが、大切なのだと思います。

お母さんとお父さんは、子育てという車の両輪です。お母さんは子どもを丸ごと受けとめ、お父さんは毅然《きぜん》として導きながら、二人で暮らしを支えていくことが子どもの心を安定させます。

これは、両親がそろっていないと子育てができないという意味ではありません。ひとり親家庭なら、お母さんまたはお父さんが、子どもを受け入れると同時に規範を教えるという二つの役割をこなせばいいのです。親にとっては大変ですが、やってできないことではありません。

問題を引き起こす子どもの家庭を見ていると、ひとり親がどうこうというより、むしろお母さんが過干渉でお父さんの存在が希薄という環境が多いようです。お父さんが子育てから逃げていて、お母さんはお父さんに対する恨みを抱えながら、どこかで空回りしてしまうのでしょう。

お母さんがいつも「お父さんはどうしようもない人ね。お父さんみたいになっちゃだめよ」と言っていると、子どもは常にストレスを感じながら生活することになります。それが、大きくなってからひずみとして表れるかもしれません。

お母さんが日常のいらいらをお父さんのせいにしたくなる気持ちはよくわかります。昔の日本では、隣近所に世話好きのおばあちゃんなどがいて、慣れない子育てに疲れ果てたりしたお母さんをどこかで支える仕組みがありました。けれど、今のお母さんはマンションやアパートで一人で赤ちゃんと向き合っています。誰も話しかけてくれず、相談する相手もいません。

これはとてもつらい状況なので、ついお父さんを責めたくなります。お父さんが子育てに消極的な場合は、なおさらです。とはいえ、声高に「あなたも世話をして」と言っても、状況はよくなりません。

会社から帰ってきたとたん愚痴と文句が待っていれば、楽しいはずの団らんの時間がケンカで終わってしまいます。お父さんは家に帰りづらくなって、ますます子育てから逃げ出す悪循環にはまってしまうでしょう。

しかし逆に、きっかけさえつかめば状況をいい方向に変えられます。それには、まずお母さんが赤ちゃんと一緒に過ごす時間を心から楽しむことです。赤ちゃんを一方的に世話する相手と思わず、赤ちゃんがお母さんに語りかけていることに気づけば、少しは気持ちが楽になるはずです。

そして、お母さんが「お父さん、無理して帰ってこなくてもいいよ。私たちは楽しく過ごしているから。でも、早く帰ってきてくれたらうれしいな」と言えるようになったら、お父さんは大急ぎで家に帰ってくるのではないでしょうか。

父性というのは、実は強力なものです。お父さんは、いったん子育てにかかわりはじめたら、お母さんよりもエネルギーをつぎ込むといわれています。

私自身、開業する前は子どもの幼稚園の送り迎えをしていましたが、子どもとの対話を楽しめるすばらしいゴールデンタイムでした。お母さんたちはこんな楽しい時間を過ごしているんだと、しみじみうらやましく思ったものです。

子どもをお父さん大好きっ子にすれば、お父さんは子育てを楽しいと感じて、自分から時間を見つけてかかわりはじめるはずです。

子どもはお母さんの言うことを丸ごと受け入れるものですから、お母さんは子どもの前でお父さんの悪口を言わないように気をつけたほうがいいでしょう。

そして、あえて「お父さんのおかげで楽しく暮らせるね。お父さん、どうもありがとう」と言ってみてはどうでしょうか。お父さんは家庭での居場所を見つけてうれし

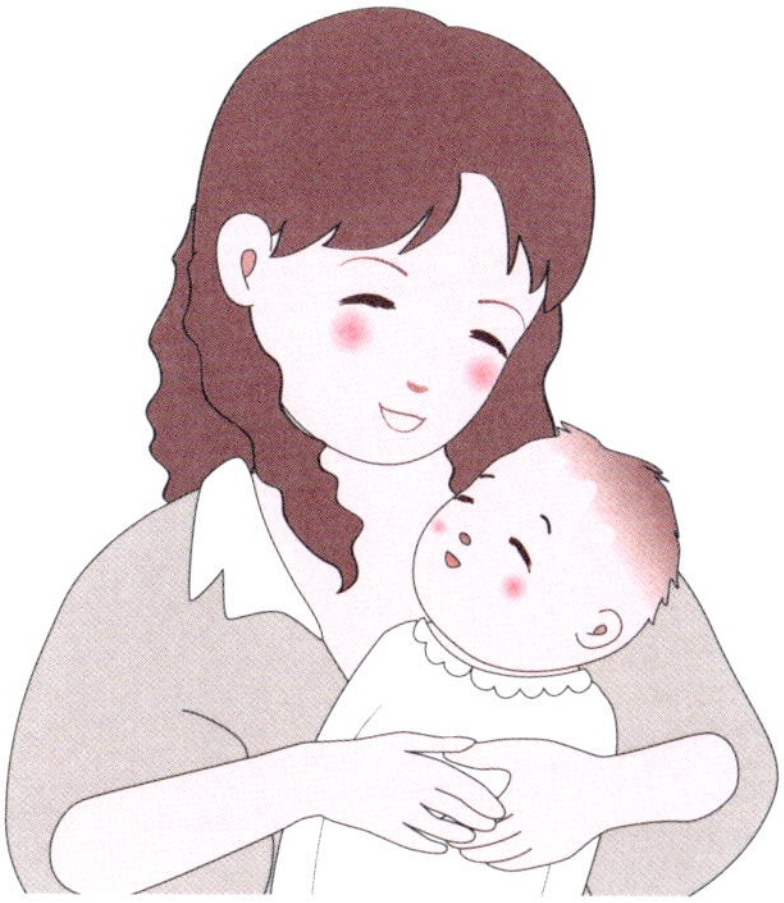

くなりますし、子どもも安心して育ちます。

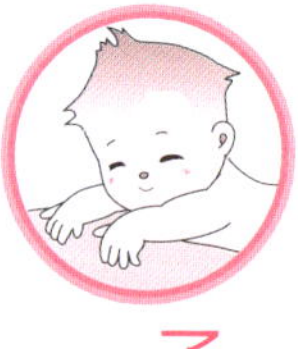

子育ては一瞬一瞬が勝負

子育てには、親の世代の価値観がそっくり反映されます。今のお父さんお母さんの世代は、その前のおじいさんおばあさんたちが味わった物質的な苦労を繰り返すまいとして、ものがあふれる世界を享受させながら育てられています。考えてみれば願っていたとおりの幸せな世代のはずです。

ところが、現代の子どもたちをめぐる状況は、その弊害が表れているかもしれません。しかし、それは今の親が悪いのではなくて、それぞれの世代がそのときどきに、よかれと思って子育てをしてきた結果なのです。よかれと思ったことでも問題が表面化してきたら正面から向き合って、自分たちの世代でいいと思う方向を選びとっていくことが大切です。

子どもをのびのび育てて、伸ばしてあげるには、親にそれだけのゆとりがなくてはなりません。けれど、私たちはそれぞれの生い立ちのなかで癒やしきれずにいる心の傷がありますから、自分でも気づかないうち、子どもにつらい思いをさせてしまうことがあるでしょう。

私たちは、自分の親にしてもらったことを、いい意味でも悪い意味でも子どもに繰り返してしまいがちです。たとえば、虐待などの体験をくぐり抜けてきた方は、その連鎖を断ち切るという大きな学びがあるかもしれません。

子育てでは一瞬一瞬が勝負です。「しまった。こんなことを言わなければよかった」と思っても、いったん子どもの頭に入ってしまったら、もう取り消せません。親自身が傷ついたように、子どもも傷ついてしまいます。

けれど、そのことで親自身がいつまでも自分を責めていると、かえって悪循環にはまってしまいます。親との関係で子どもが傷ついたとしても、子どもに対する絶対の信頼があれば子どもにとってはそれじたいが人生の糧《かて》になりえます。家庭とは、苦しみの体験を

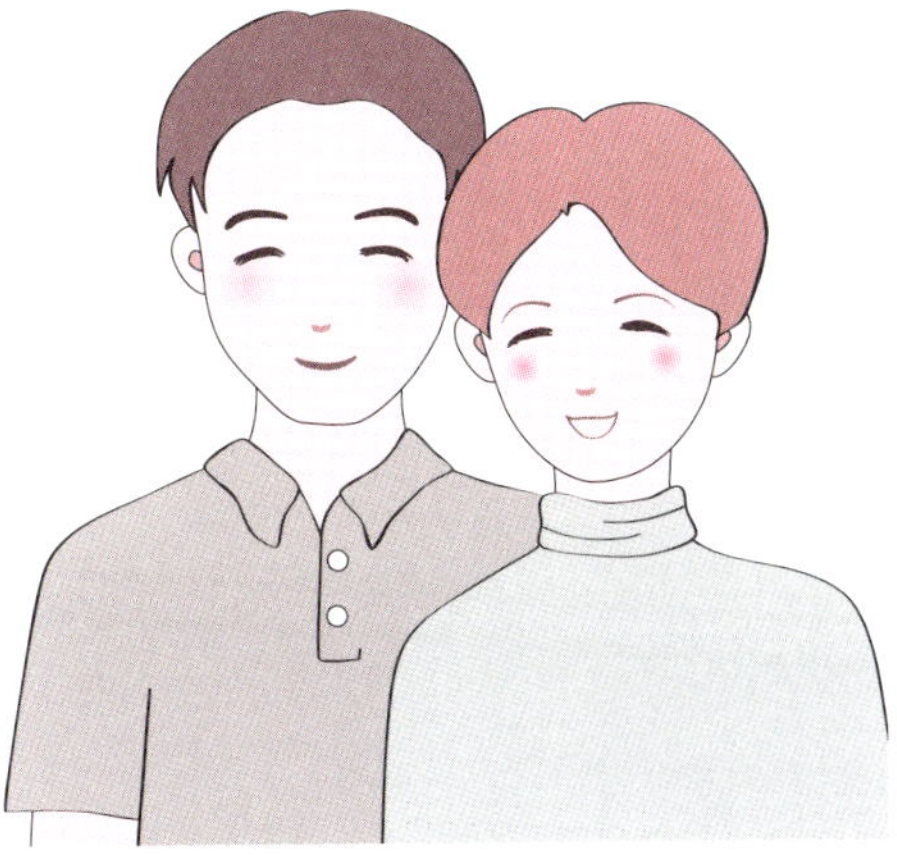

どのように気づきの経験まで深めていくかを練習する場でもあるのです。

もちろん、夫婦円満の家庭で育つほうが、順調な日々を送れるかもしれません。けれど、親がいなくても、離婚してひとり親でも、基本的には子どもは育つのです。やむをえない家庭の事情のもとに生まれたとしたら、その子はそこでしか学びとれない人生を選択した、強い魂をもった子だという意味なのです。

子育てには「こうあるべき」という基準はありません。マニュアルがほとんど通用しないところが、子育てのおもしろいところです。子どもは結果として自立・自律すればいいわけで、どんなアプローチをとってもいいのです。むしろ、厳格に育てる家庭や自由奔放に育てる家庭など、多様な子育てがあるほうが社会全体は活性化するでしょう。

人間はいつも、学びの途上にあります。心の傷がある大人にとって子どもをもつということは、親子のふれあいや葛藤《かっとう》を再体験して、自分のとらわれから抜け出すチャンスでもあるのです。

1 教育とは三十歳までに生活力と自活力を身につけ、楽しく暮らせるように育てること。

2 「抱っこ」をたくさんしてあげるなど、小さいころに愛情を注ぐことが自立を促す。

3 泣きたいときには思いっきり泣かせるなど、感情を表に出させることが大切。

4 反抗期が来たら育児は大成功。その後の価値観を決めるしつけはお父さんの仕事。

5 子どもは親の鏡。親自身が悪いところを断ち切る勇気が必要。

6章

お産は
子育ての通過点

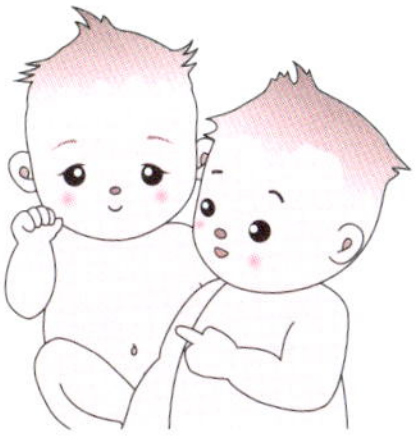

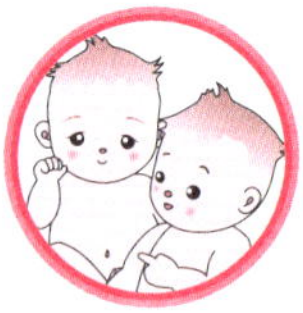

お産も変化している

人生のあらゆる面で、多様性は大切です。子育てに「こうあるべき」という基準がないのと同じように、お産にもさまざまな形態があっていいと思います。人はそれぞれ体質も事情も違いますから、助産師さんに出産をまかせる人がいてもいいし、自宅分娩《ぶんべん》を望む人がいてもいいでしょう。

ただ、現代の問題は、多くの医者やお母さんに「安全なお産とはこういうもの」という思い込みがあることです。

陣痛が進まなかったら促進剤を点滴し、赤ちゃんがなかなか下りてこなかったら吸引し、リスクがあるならすぐに帝王切開する。分娩台で仰向《あおむ》けになり、明かりはこうこうとつける――これが、多くの人にとってふつうのお産のイメージではないでしょうか。

私たちは人工的なお産こそが当たり前なのだと、ずっと思い込まされてきました。

しかし、病院でのお産が主流になったのは、せいぜい戦後からです。

それ以前の日本では、産婆さんがお産を担い、ほとんどの人が赤ちゃんを自宅で産んでいました。家族や親戚の女性たちも手伝うことによって、お産をしていない人もお産を学ぶ、広い意味での性教育の場でもあったのです。

戦後、政府は赤ちゃんやお母さんの死亡率の高さを問題視して、母子分離や病院での出産を指導しました。たしかに、病院での出産が増えることで、赤ちゃんやお母さんの死亡率は下がりました。しかしその陰で失われたものもたくさんあります。

まず、医療介入しやすくすることを最優先したため、赤ちゃんの心への配慮がおざなりになったことです。ゆっくり待てば生まれるはずの赤ちゃんを吸引したり、必要ない赤ちゃんにまでルーチンで鼻や口から羊水を吸いとったり、生まれたばかりの赤ちゃんを計測するためお母さんから引き離したりといったことが、ごくふつうに行われるようになったのです。

また、帝王切開のお産も必要以上に増加しました。産科医は、帝王切開をせずに死産になって、その責任を追及されることを恐れます。しかし帝王切開をしておけば、赤ちゃんが助からなくても、仕方がなかったといえるのです。そのため、少しでもリスクのあるお産は帝王切開になってしまいます。

しかし最近になって、赤ちゃんを温かく迎えるお産と機械的に接するお産では、赤ちゃんの心に与える影響が大きく異なるということが、少しずつ知られるようになってきました。

お産は体に安全なだけでなく、心にも安全であったほうがよいでしょう。お産に立ち会うことは、この世の第一印象をつくるという意味で、その子の人生すべてにかかわることです。だからこそ、尊厳ある一人の人間として赤ちゃんに接するお産でなくてはならないのです。そのことに気づいたお母さんたちは病院でのお産を避け、助産院を選ぶようになっています。

病院でのお産が主流になったせいで、産婆さんたちが経験で学んできたすばらしい知恵はずいぶん失われてしまいました。そのなかで、助産院の助産師さんたちは、産婆さんたちの積み上げてきた技術を細々と継承してくれています。

お産が育児の基本だとしたら、助産師さんの存在はとても大きく、お産を通して日本の将来への大きな鍵《かぎ》を握っているとさえ考えています。

人間の体にはわからないことのほうが多く、今の医療がベストであるとはとてもいえません。そういった制限のなかで、医者はよりよいお産を模索しているというのが実情です。

現代、子育てのプロセスでは産科医、小児科医、保育士、教師というように、年齢によって担当する職業が異なり、専門家同士の情報交換はあまりありません。けれど、人生は本来そのようにぶつ切りできるものではありません。将来的には、妊娠、お産、子育てという大きな流れを、一貫性をもってつなぐ仕組みがつくられていくべきでしょう。

さらに、子育てはその世代で終わるのではなく、連綿と引き継がれていくものですから、問題点が表面化したらどこかで断ち切り、方向転換したうえで次の世代にバトンタッチしていくフィードバックも大切です。

とはいえ、現状では産科医と小児科医とでさえ、連携がうまくいっていない面も多々あります。専門分野は専門家にまかせるべきだという考えも強く、「産科医は小児科に口を出すな」と言う小児科医がいるのも事実です。

たとえば、小児科医と産科医の見解が違うことはよくあります。以前は、逆子を自然分娩で産ませて脳性麻痺《まひ》になった場合、「帝王切開に踏み切るべきだった」と訴えられると、小児科医がその見解を支持し、産科医が敗訴するということがよくありました。

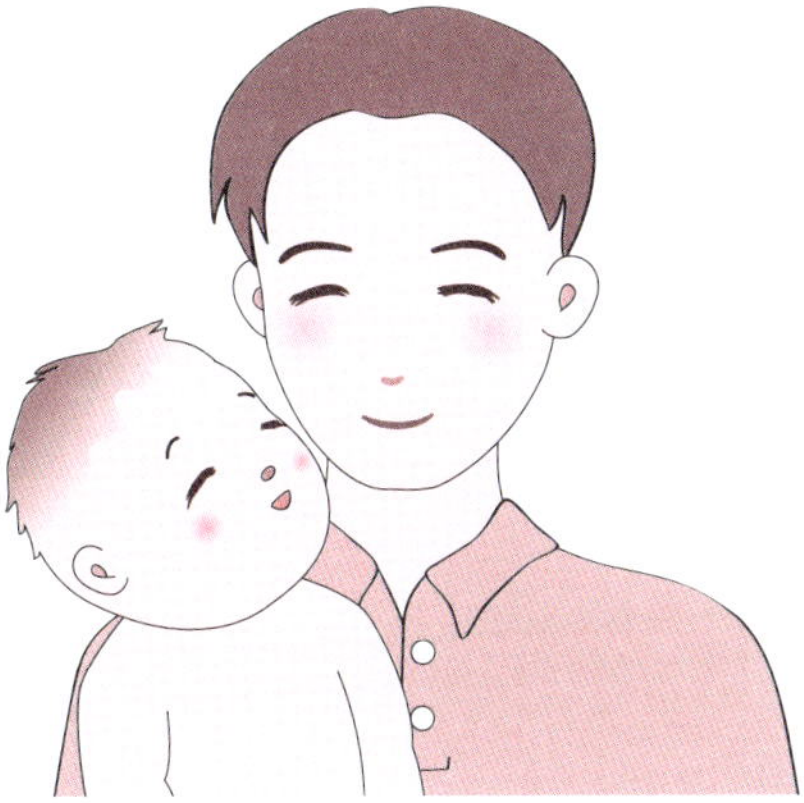

ところが、データをたくさん集めてみると、逆子で自然分娩の子どもと、帝王切開した子どもの脳性麻痺の発生率は変わりませんでした。

つまり、逆子の場合、脳性麻痺の予防策としての帝王切開はほとんど意味がないことが明らかになったのです。しかし、一度帝王切開の流れができてしまうともとに戻すことは困難です。

このように時代によって考え方はまったく違い、お産をめぐる常識もどんどん変わってきています。そういう意味では、今後はなおさら、お母さんがしっかりした情報を得て主体的にお産のスタイルを選ぶことが大切になってくると思います。

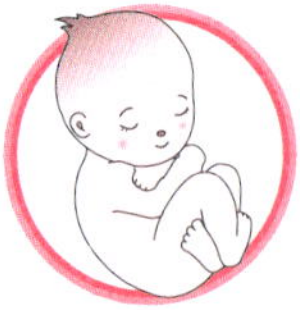

赤ちゃんはお母さんとお父さんを成長させるために生まれてくる

1章で私は、「赤ちゃんはお母さんとお父さんを選んで生まれてきている」と述べました。同様に、人間はすべてこの世で果たす仕事があって生まれてくるのだという説を受け入れるなら、赤ちゃんを授かるということをまったく別の視点からとらえることができます。

元福島大学・飯田史彦教授の『生きがいの創造』シリーズ（PHP文庫）にはそんな別の視点から見た人生のことが書かれています。人間関係は大きな学びを与えてくれる学校ですから、親子というかかわりは成長のための格好の舞台です。そのため、赤ちゃんによっては無条件の愛を実感できる親のもとに生まれることを選ぶかもしれませんし、逆に葛藤《かっとう》を乗り越えて成長するため、どうしてもそりが合わない親のもとに生まれることを選ぶかもしれません。

いずれにせよ、赤ちゃんは自らその人生を生きることを望み、そのために最もふさわしいお母さんとお父さんを選んでおなかにやってきたのです。

さらに、泣いたり病気にかかったりといった日々の出来事のなかで、赤ちゃんはお母さんに選択を迫ります。そして、それを乗り越えることでお母さんが大きく成長していくチャンスを与えてくれているのです。

ですから、赤ちゃんは自分のためだけではなく、お母さんとお父さんを成長させる手伝いをするためにも、生まれてきてくれるのです。

そういう意味では、子育ての基本は、赤ちゃんがこの世での務めを果たせるように成長を見守ると同時に、親も一緒に育っていくということです。「子どもをつくる」ではなく「子どもを授かる」とは、そういうことなのです。

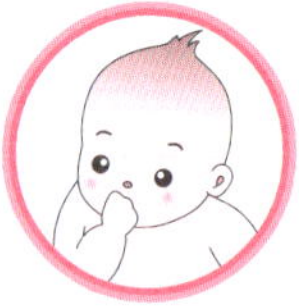

医療には一〇〇パーセントはない

これからお子さんを産もうとする方々にはちょっと酷な話かもしれませんが、障害と死産についてここでお話ししたいと思います。あえてこのお話をするのは私にとってもこの二つに関する考え方の変化が産科医、そして人間としての私の大きな転機になったからです。

私たちは、障害や病気や死といったいわば人生の陰の側面を、なるべく見ないですまそうとしてしまいます。そしてそのために、かえって人生の本当の豊かさを味わえなくなっているのです。

生と死は分かちがたく結びついていますから、死をタブー視していれば命の喜びを半分しか受けとめられません。

今のお産が赤ちゃんとお母さんの絆《きずな》を断ち切るようになってしまった原因の一つは、まさに死を失敗としかとらえていないことにあります。そのため、お産の現場では命が最優先され、生きる質について配慮する余裕がなくなってしまったのです。

リスクを減らすことが最重要課題になっているからこそ、ゆっくり待てばそのまま産める場合でも、念のために陣痛促進剤を投与したり、早めの吸引分娩に踏み切ったりしてしまいます。そして、生まれてすぐの赤ちゃんをお母さんから引き離し、羊水を吸い出す処置をしたりするのです。

ほとんどの産科医は、自分の役目が母親の死亡や死産をなくすことだけにあると信じ込んでいます。私自身、かつてはそのように考えていました。

ですから、自然分娩を実践していた愛知県の吉村正先生（故人）という産科医が「死産は産科医のせいではない」と言っているのを聞いたときは、大きな衝撃を受けました。正直なところ、最初に感じたのは反発でした。おなかに赤ちゃんが宿っているお母さんやお父さん、その家族が聞いたら憤慨するだろうと思われる考えです。けれどしだいに、その深い意味に共感するようになった

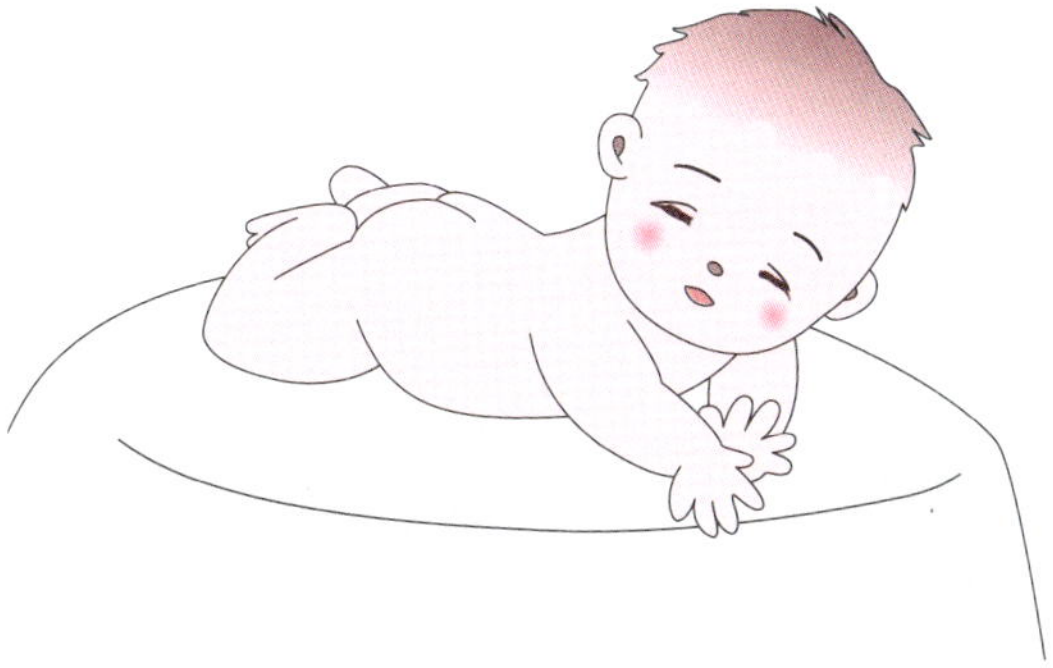

のです。

この医師の言っていることが理解でき、すべてを受け入れようという気持ちになったとき、私は初めてお産の本来の姿が見えてきました。万が一死んでしまってもそれは赤ちゃんが選んでいるのだ。だから赤ちゃん自身の力にある程度まかせようという気持ちになったのです。

そして、死産も受け入れようと考えはじめたら、お産に立ち会うことが苦しみから喜びに変わり、お産が次世代につらなる生命の連鎖だということが感じとれるようになったのです。

もちろん、生命が大切であることは言うまでもありませんし、医療者はそのために最善の努力をすべきです。しかし、最高の医療をほどこしても亡くなってしまう赤ちゃんはいるのです。

生死が自然の営みである以上、死産をゼロにすることは、絶対にできません。しかし、医療の役割を命を救うことに限定し、元気に生まれるのが当たり前と考えていたら、亡くなっていく赤ちゃんは医療の犠牲者ということになってしまいます。

けれど、本当にそうなのでしょうか。最善の努力をしても救えない場合、その運命を肯定的に受け入れることはできないのでしょうか。

生まれ変わりの理論を受け入れるなら、赤ちゃんは生まれるとき、自分の両親を選ぶと同時に、その次の人生で何を学ぶかがわかっていると考えられます。また「生まれるときだけでなく死ぬときも決めている」と言う子どももいるのです。

おなかの中で死んでしまう赤ちゃんは、おなかの中で大きくなることだけをテーマにしていたのかもしれません。生まれてすぐ死んでしまう赤ちゃんは、ただ生まれることだけをテーマにしていたのかもしれないのです。

そういった赤ちゃんにとって、亡くなることは失敗ではなく、目的を達してあちらの世界に成功して帰っていくことなのでしょう。

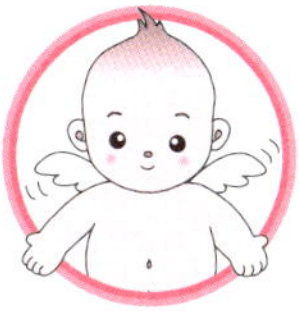

生まれ変わるということ

赤ちゃんを亡くすというのは、お母さんにとってとてもつらい試練です。けれど、赤ちゃんはその試練を乗りきれる力をもったお母さんを選んで、そのおなかに宿っているはずです。

もしかしたら、その赤ちゃんはすぐに亡くなることで親や周囲の人たちに何かのメッセージを伝えに来てくれたのかもしれません。お母さんがなぜ赤ちゃんが死産を選んだのかと考えて、その意味を人生のなかで模索していくことを望んでいるのかもしれません。

赤ちゃんの死の意味をどのように受けとめ、どのように乗りきるのかは、それぞれの家庭で考えることですが、どんな場合でも赤ちゃんの残してくれたプレゼントであることはたしかです。

だとしたら、お母さんがいつまでも自分を責めたり医療の未熟さのせいにしたりしていたら、赤ちゃんの大切なメッセージを見過ごすことになってしまいます。

お父さんや周囲の人もお母さんを責めたり、自分たちを責めたりせず、「つらいけれど、一緒に乗りきろう」と言って心を添わせることが、赤ちゃんの本当の望みだと思います。

不思議なことに、最初の赤ちゃんを流産したあと、もう一度同じ赤ちゃんがお母さんのもとにやってくることもあるようで、私にそう打ち明けてくれたお母さんもいます。そういった場合、妊娠した日や誕生日が前のお子さんと共通しているなど、何らかのメッセージを伝えてくれるといいます。

1章に登場した女性は、「天国からお母さんを見て、お母さんを選んでここに来た。

一緒にお母さんのところに行こうって言って一緒に降りてきた子がいたけれど、『疲れた。でも、また同じお母さんのところに行くよ』って言って、戻っていった」と話してくれました。

私は流産した人にそういった話を伝えて、「今回は赤ちゃんは流産というかたちを選んだけれど、それはきっと赤ちゃんにとって必要だったからだと思いますよ。お母さんが望めば、きっとまた後で今の赤ちゃんが来てくれますよ」と言います。

流産の悲しみが簡単に癒《い》えるはずはありませんが、そういう話を聞いたあとで「流産したことは悲しいけれど気持ちが楽になりました。つらさが和らぎました」とおっしゃり、すぐ次のお子さんを授かった方もおられます。

以前の私は、打ちひしがれているお母さんたちにかける言葉がありませんでした。しかし、お母さんたちにはこれからの長い人生を後ろ向きで生きてほしくありませんし、つらい体験を通してこそ成長するというのも事実です。

ですから、そういうときこそ、おなかの中の記憶を調査しておいてよかったと思いますし、生まれ変わりという考え方に出会ったことをありがたいと感じます。

健康ですくすく育つ赤ちゃんも、すぐに亡くなってしまう赤ちゃんも、どちらもお母さんや周りの人たちを成長させてくれるという、とても大きな同じプレゼントをもって、あちらの世界からやってきます。

新しい命を授かり、赤ちゃんがおなかに宿ったということそのものに、すばらしい意味があるのです。

子どもが大きくなってから「私はこの子に育てられた」とおっしゃる方はたくさんいますが、お母さんとお父さんの成長は、実は赤ちゃんが宿った瞬間から始まっているのです。

本質的に、お産にはお母さんと赤ちゃん二人の生死がかかっています。お産は絶対に落ちないジェットコースターではありません。アミューズメントパークならどんなに怖くても死ぬことはないという前提のなかで遊べますが、お産という自然の営みでは常に振り落とされる危険と紙一重です。

ですから、自然分娩をファッション感覚で決めてしまうと、トラブルが起きたときに気持ちの整理がつかずに周囲を責めてしまい、

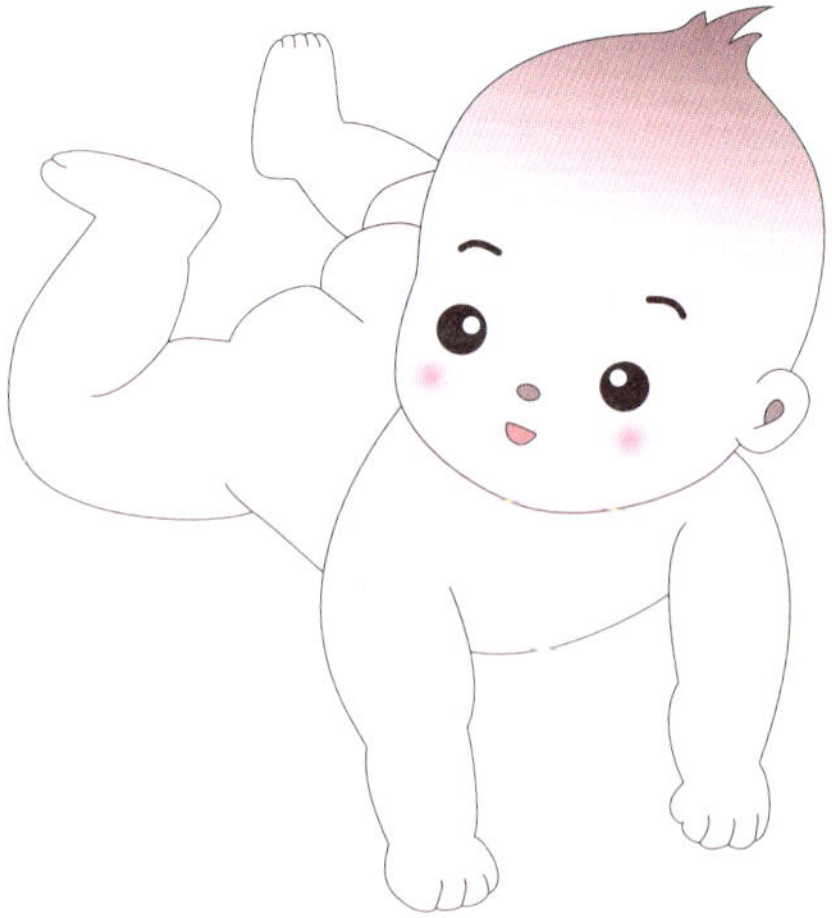

赤ちゃんと本当に向き合う妨げになるのではないでしょうか。自然分娩にするならその意義を認めてから、選んでもらいたいと思います。

妊婦さんとの信頼関係ができている助産院では、誠心誠意お世話して死産だったとしても、「次の子もお願いします」と言うお母さんが多いそうです。そう納得できるお産は、たとえ死産というつらい体験だとしても、いいお産だったといえるのかもしれません。そして、そういう信頼に基づいた医療こそが医療の原点だと思います。

お産は終わってみるまで何が起きるかわかりません。妊娠中の経過が順調でも、いざお産になって、思いもよらないトラブルが続出する場合もあります。母親学級や妊娠・出産のマニュアルで学んだことが、まったく役に立たない場合もあるのです。

ですから、医療機関や助産院が役割分担をすると同時に、お互いの理解や連携を進めることが必要です。昔ながらの自然分娩の知恵に加え、現代の医療技術の恩恵も享受できるお産が、本当の意味で赤ちゃんの体にも心にも安全なお産だと思います。

そんなお産の現場で心強いのは、お産の現場で産婦さんに寄り添いながらお産のお手伝いをするドゥーラ（doula）の存在です。まだ日本では国の制度としては認められていませんが、海外では医師、助産師とともにお産を支える重要な職業として定着してきています。日本でも一般社団法人　ドゥーラ協会（https://www.doulajapan.

com／）が設立され、活動を始めており、今後の発展が期待されています。

また、もう一つ期待の動きがあります。産前産後を支える人が必要だと考えた、詩人で社会活動家の伝動詩人えいたさんが提唱する「産前産後 YORISOI」です。日本から世界に向けて産前産後の人に寄り添う人を養成しようという「産前産後 YORISOI プロジェクト」を立ち上げました。えいたさんはバースカフェという女性の「出産といのち」をテーマに参加者同士が語り合うイベントを世界中で開催していて、こちらの動きも今後大いに発展するものだと感じており、私も参加しています。

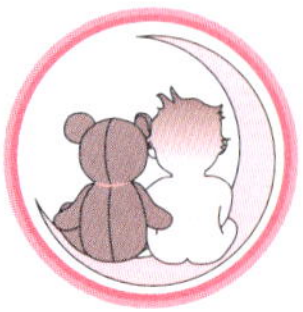

人生に乗り越えられない問題はない

前述した飯田史彦元教授によると、生まれる前に戻っていく人も含めて人生を決めるのは自分であり、生まれる前に問題用紙をつくっているのだそうです。そして、生きていくなかで出くわす難問にはもともと唯一の正解があるのではなく、どの道を選ぶかによって、ちょうど枝分かれの道を進むようにその先の未来が決まってくるのではと仮説を立てています。

分岐点で私たちが選ぶ道は、近道かもしれないし、回り道かもしれない。険しい上り坂かもしれないし、心地よい散歩道かもしれない。ともかく、私たちは味わうべき体験を味わい、学び損ねたテーマは次の人生に繰り越しながら生きているのだと思います。

この考え方の心強いところは、私たちは時代や社会に翻弄《ほんろう》される受け身の存在ではなく、自分自身で自分の状況を選びとることができるという点です。自分で問題用紙をつくっているなら、乗り越えられないハードルは存在しないはずだからです。

ある意味で究極のハードルとは、障害をもって生まれた赤ちゃんかもしれません。障害が重度の場合は、身の回りの世話をすべて他の人に頼らなければ生きていけません。けれど、それほど高いハードルを設定してきたお子さんは、そのぶん精神性も高いのではないでしょうか。

障害をもったお子さんのお母さんたち自身も、障害のないお子さんをもったお母さんより高いハードルに挑戦することになります。ですからそんな赤ちゃんは、そのハードルを乗り越える強さのあるお母さんを選んで、生まれてくるのです。

私はダウン症のお子さんをもったお母さんたちに、「障害をもったお子さんは、困難の多い人生を選ぶほど魂のレベルが高いのだという人がいますが、どうお感じになりますか」と尋ねてみたことがあります。みなさん「そのとおりだと思います」とおっしゃいました。

「五体満足でさえあればそれでいい」などとよく言われます。けれど、その考えは本当に正しいのでしょうか。その人生の目的を達成するために、障害をもたざるをえないお子さんがいるとしたら、その体験そのものに意味があるとはいえないでしょうか。

障害があってはならないと考えていると、障害をもった赤ちゃんが生まれたとき、医者としては虚脱感や無力感におそわれます。医者でさえそうなのですから、お母さんはそれ以上に深いショックを受けているでしょう。

これから一生その子とつきあっていかなければならないのに、スタートの時点で敗北感を味わってしまう。それは、とても問題だと思います。

お産と子育ては、人生を見つめ直すすばらしい機会です。ですから、そういうお子さんを授かったとすれば、それは神さまが与えてくれたチャンスであるわけで、最大限に生かすことが大切だと思います。

アメリカでは、障害をもった人を「人生に挑戦している人」という意味で「チャレンジング・パーソン」とも呼ぶそうですが、まさに当を得ていると思います。実際、障害のある方々がすばらしい生き方をしている例にいとまがないことは私が言うまでもないことでしょう。周りの人たちの役目は、あえて自ら選んだ高いハードルを乗り越えようとしている勇気ある魂を支えることであり、彼らとともに学び、成長することなのです。

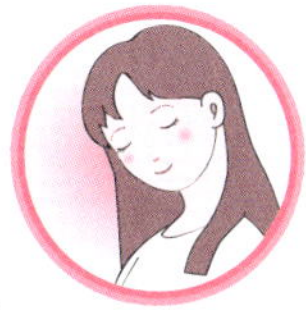

薬に頼らないお産と医療

お産には、最高の医療技術を駆使しなければならないケースもあります。ですからもちろん、ハイリスクのお産を担当する医者は必要でしょう。しかし、「一般的な正常分娩にかかわり、赤ちゃんの心の安全に配慮する医者がいてもいい」と私は思います。

また、クリニックを訪れるお母さんたちは、ほとんど例外なくいろいろなストレスをため込み、無理を重ねています。日常の悩みを少しでも解消するお手伝いをして、結果的にいい子育てにつなげていけたらいいなと願っています。

そこで私としては、なるべく薬に頼らず、体にもともと備わっている治ろうとする力を引き出す医療を行いたいと考えています。

というのも、多くの人は薬を飲めば何とかなるものと考えているようですが、全員にすばらしく効く薬というものは、実は存在しないのです。薬の効き目をグラフに表すと正規分布になります。ごく大雑把に説明すると、とても効く人が二割、まったく効かない人が二割で、六割の人は効果がはっきりしないのです。二割の法則がここでも生きてきます。

しかも、とてもよく効く二割の人は、薬と偽って乳糖を渡しても効きますし、効かない二割の人はどんな薬を飲んでも効きません。極論すれば薬が有効かどうかは、中間の六割の人にどういう影響が出るかをデータでとって調べているだけなのです。

薬によっては、効く人が三割だったり六割だったりと差がありますが、睡眠薬でさえ、乳糖で四割の人が効いてしまうことがあるのです。実薬が効く人が六割なので、たった二割の差で薬の有効性が認められるわけです。

以上、すごく極端な例を出したのですが、明らかな緊急性がない場合は、副作用の恐れがある合成薬を避けてもっと体にやさしい代替療法を試すほうがいい、と私は考えます。

その一つが、ストレスを感じている妊婦さん、授乳婦さんに安全に提供できるハーブティーです。

私のクリニックで産後にお出ししていました。使っていたのには理由があります。

このお茶はＪＷティー（ジェイソン・ウィンターズ・ティー）というお茶なのですが、提供していた方約三百人にアンケートをとったところ、「このお茶を飲んでいて「心が穏やかになった」という方がとても多かったのです。

胎内記憶で赤ちゃんと話をしているといい出産、子育てができる、と期待して胎内記憶を広めていたのですが、それでもときどき産後鬱になる方がおられました。

どうやら赤ちゃんへの話しかけだけでは不十分で、妊娠中の親子関係、夫婦関係が大きくお母さんのストレスに影響していて、人間関係のストレスが解消されないまま出産すると、出産がこじれたり、産後問題が出てきたりする経験を何度もしました。

しかし妊娠中の方や授乳中の方に薬剤を使うわけにはいきません。

そこで、アロマテラピー、フラワーレメディなどを取り入れていたのですが、この

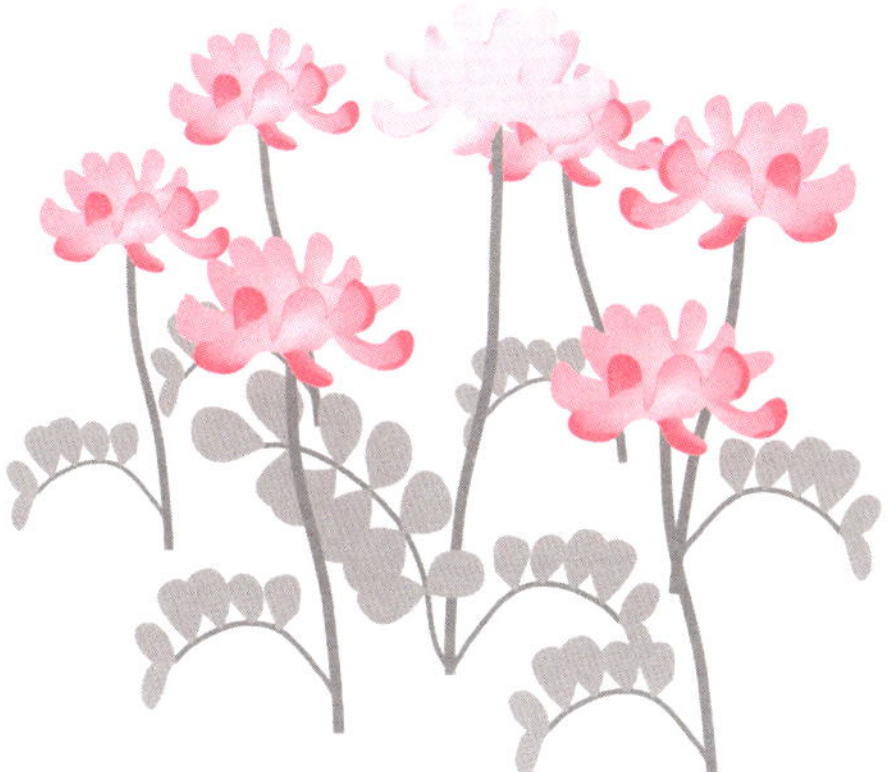

お茶に出会ってからはとても楽にケアができるようになりました。とにかくお茶を飲んでいるだけで、人間関係のストレスが緩和されるのです。もちろん変化の出ない人もいます。アンケートからわかってきたことは、効果があった、という人の九割は三カ月以内に効果を感じていて、その人たちは毎日平均二パック使っていたのです。どうして効果があるのかを、脳外科医の篠浦伸禎《しのうらのぶさだ》先生が、脳血流を測定して調べられたのですが、視床下部の血流が改善することで効果が表れることが科学的に証明されてきています。ご自身も対談で「ＪＷティーを飲んでゆったり過ごすと、自律神経の中枢である視床下部の血流がよくなるせいかリラックス感を覚えるので、私は疲れをとるため診療や手術の後に毎日欠かさず飲んでいます」と語っています。

もう一つお薦めなのが、新しいエッセンス「メタモルフォーゼエッセンス」です。使ってみるとかなり効果が実感できます。子どもがいらいらしているお母さんのため

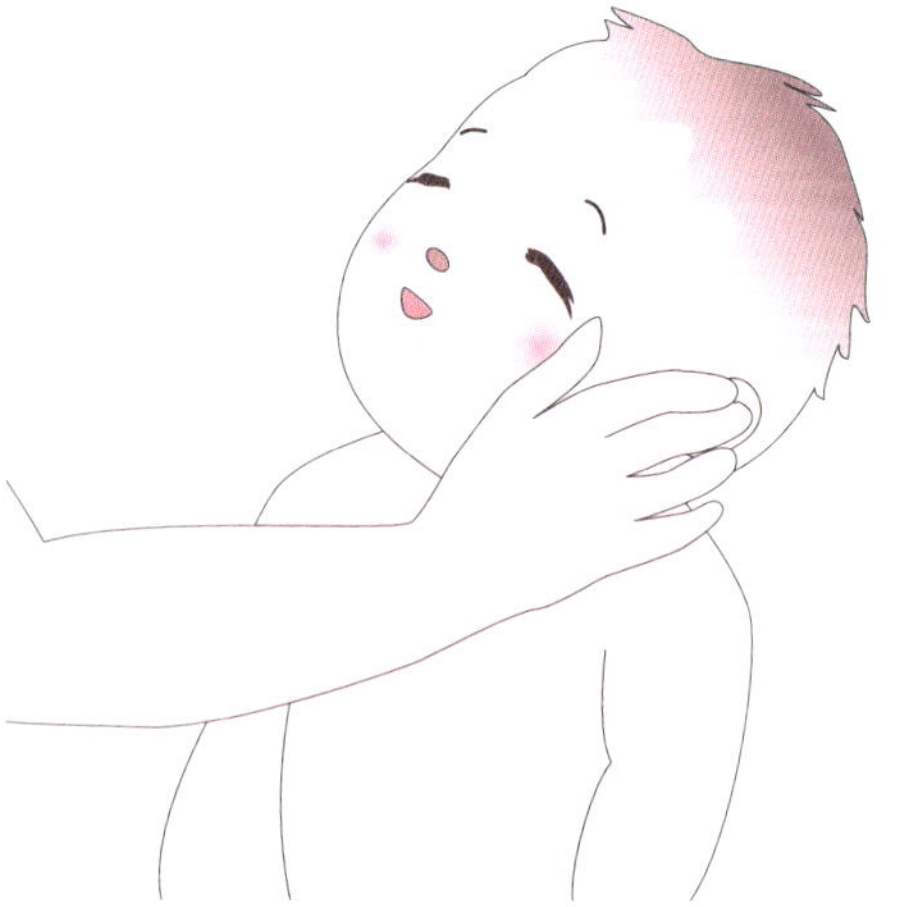

にエッセンスを選ぶというような変わった方法を試してみたことがあります。すると「数日で家庭内が穏やかになった」という方が多かったのです。興味ある方は「メタモルフォーゼエッセンス」を調べてみてください。

眠れない方には太陽化学のサンテアニン200などを提供しても効果がありました。これらの妊婦さんにも安全といわれるものは、絶対に効果があると保証はできませんが心のよりどころになると思います。

他にも、子どもの見方をちょっと変えてお母さんに余裕をもってもらうため、お産をしたお母さんには生年月日から性格を導き出す個性心理學研究所の「動物キャラ診断」やカラーも含めて考えるピーチスノウも紹介しています。

もちろん、これらでお子さんの性格を一〇〇パーセント説明できるわけではありません。しかし、人間にはそれぞれ個性があって、たとえきょうだいといっても性格が違い、どちらがすぐれているとか劣っているという問題ではないことを知っていただけるきっかけになればと思っています。

子どもの性格もいろいろあって、お母さんと似たタイプならわかりやすいのですが、そうでない場合はその子の内面まで踏み込んで理解し、対処していくことが大切です。

一人ひとりタイプが違うということを客観的に認識できれば、「お兄ちゃんのときはああだったのに、どうしてこの子はこうなのかしら」と悩まずにすみ、子育てのストレスもいくらか軽くなると思います。

おもしろいことに、子どもの性格にはお産の仕方が反映されているようです。たとえば、二、三時間であっという間に生まれた子どもは短期間に集中して物事をこなすことに長《た》けていますが、長い時間をかけてじっくり取り組むのは苦手という傾向があります。

一方、二日も三日もかけて生まれてきた子どもはとても気が長くて、物事への取り組み方もゆっくりですが、最後には必ず仕上げるという傾向があるようです。

それぞれの違いを理解し、その子にふさわしい接し方をしていければ、子育てはもっと楽しくなると思います。

6章まとめ

1 お産のスタイルは時代とともに変化している。その本質を見誤らないように。

2 赤ちゃんはお母さん、お父さんを成長させるために生まれてきている。

3

障害をもって生まれてきた赤ちゃんも、死産してしまった赤ちゃんも大きなメッセージを運んできているのではないか？

4

生まれ変わりという考えを受け入れると、出産にかかわる多くのことに合点がいく。

5

お産も医療も化学薬品になるべく頼らないようにするのが大切。

6

生まれ方がその子の性格に大きな影響を与えるようだ。

エピローグ

さあ、赤ちゃんのお話を聞きましょう!

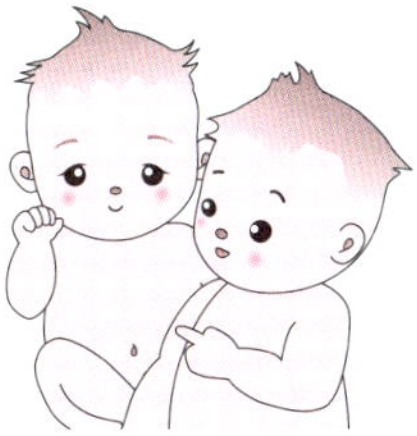

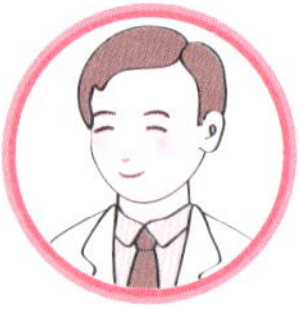

よりよいお産　よりよい医者をめざして

よりよいお産を実践するには、患者さんと医者の信頼関係が不可欠です。私の所属している開業医の団体である全国保険医団体連合会では、一九九八年から「バーチャルドクター」というインターネット上の無料医療相談に応じていました。私も以前は担当しており、たくさんの患者さんの悩みを知って勉強になりました。

そこでの私の役割は、患者さんと医者との橋渡しです。医者は適切な指示を出しているのに患者さんが不信を抱いている場合は、「こういう意味ではないですか」と説明すると、納得してくれます。一方、本当に医者に問題がある場合もあるので、そういうときはそのように回答します。

驚いたのは、「もらった薬が何に効く薬なのか」など、かかりつけ医に聞けばすぐわかるはずのことを、わざわざ質問してくる人が多かったことです。患者さんの立場では、医者を目の前にすると聞きたいことも聞けないようなのです。また、医者が説明したつもりでも、きちんと伝わっていないことがあるのもわかりました。

医者の常識が、患者さんに通用しない場合もたくさんあるのです。そんなとき思い出すのは、大学病院に勤務していたころの出来事です。

ある奥さんが、末期癌《がん》で入院していました。そのころ大学では「癌の場合は患者に告知しないほうがいい」と教えられるのが一般的で、当時、多くの医者はそう考えていました。ですからスタッフは癌であることを本人に隠していたのです。しかし、ご主人が本人に告知してしまったのです。

担当医はそれに対して批判的で、カルテに「ご主人が本人に告知してしまった。冷たい人だ」というメモを残しました。ところが、奥さんは最期まで心の穏やかさを保ち、「みんなありがとう」と言って、すっと消えるように亡くなっていったのです。

自分が癌だと知っていた人が、これほど穏やかな死を迎えることができるなら、一律に「告知はいけない」と教えることには問題があるのではないか、と私は感じました。

人はそれぞれ事情が違います。医者は患者さんの身になって、その人の立場でよりよい医療を考えるべきではないでしょうか。月並みな表現ですが、マニュアルどおりではない、患者さん本位の医療が望まれているのだと思います。

昔の中国では、患者を見ただけでどこが病んでいるかわかるのが名医だと考えられていました。それは望診と呼ばれ、しかも本当の名医は見ただけで治せるというのです。脈をとって調べる脈診をする医者は、名医と比べればレベルが落ちると思われていました。

その考え方からすれば、現代の医者は全員やぶ医者ということになります。本当にやぶ医者かどうかはともかく、現代の医療現場では、たしかに薬や医療行為に頼りすぎ、患者さんと相対する時間が不足しがちだと感じます。

これからの医療が重視しなければならないのは、患者さんとのコミュニケーションなのです。患者さんの病気を本当に知るためには、お互いに心を開いて話をしなくてはなりません。

単純に風邪の症状が出ていても、その背景に家族の問題があったりして、その根本要因を解決しないと治らない場合もあります。そんなとき、話せるかぎり話しているとストレス解消になるのか、症状がすっと消えてしまい、「薬はいいです」と言って帰ってしまう人もいます。

そういうとき、私は医者冥利《みょうり》につき、かえって元気をもらいます。大学では病める人を治すのが医者だと教わってきましたが、医者自身も、医療にたずさわることによって患者さんに癒やしてもらっているのではないでしょうか。

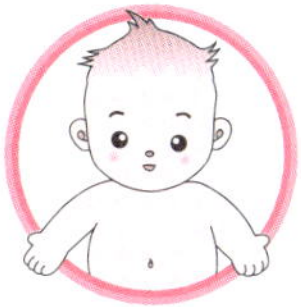

お産は生き方に直結する

お母さんにとって、妊娠、お産、子育てという流れは人生を大きく変えるきっかけであり、自分を育てるためのチャンスです。

赤ちゃんがおなかに宿って、自分が食べているものや使っているものを意識するお母さんも多いでしょう。お母さんの体を通してすべてが赤ちゃんに流れ込むことを考えて、オーガニックの食品を選ぶようにしたり、環境ホルモンの心配がない食器や洗剤を使ったりするなど、生き方全般を問い直す方もきっとたくさんいるはずです。

一人ひとりの生き方が世代を超えて継承され、地球環境に影響を及ぼしています。そして、そういう命の真実を教えてくれるのは、お母さんの腕の中にいる小さな赤ちゃんなのです。

赤ちゃんはお母さんが大好きで、お母さんとお父さんと一緒に、みんなで新しい家族をつくっていきたいと思っています。赤ちゃんが生まれてくる目的の一つは、親を育てることでもあるからです。大きくなるにつれて生まれる前の記憶を失ってしまいますが、もともと赤ちゃんはそれほどさまざまなものを備えてこの世にやってきたのです。

赤ちゃんは、お母さんに伝えたいことがたくさんあります。なぜ生まれてきたのか、どんなプレゼントをもってやってきたのか、もっともっとお話ししたいのです。

さあ、赤ちゃんの話を聞いてみましょう。

参考文献

■『カンガルーケア』堀内勁・飯田ゆみ子・橋本洋子編著（メディカ出版）

■『そこが知りたい！　脳と心の仕組み』永田和哉監修（かんき出版）

■『女と男のからだ学』生田哲（東京書籍）

■『胎児は見ている』T・バーニー　小林登訳（祥伝社　黄金文庫）

■Turner RA, etc., Effects of emotion on oxytocin, prolactin, and ACTH in women. Stress. 2002; 5(4), 269-76.

■『0歳は教育の適齢期』井深大（ごま書房）

■『トイレット・コミュニケーションのすすめ――母と子のチャレンジ』幼児開発協会企画室（幼児開発協会）

■『誕生を記憶する子どもたち』デーヴィッド・チェンバレン　片山陽子訳（春秋社）

■『原始歩行コミュニケーション』幼児開発協会企画室編（善文社）

■『乳児期の母子関係――アタッチメントの発達』小嶋謙四郎（医学書院）

■『生きがいの創造』飯田史彦（PHP研究所）

■『世界で一番幸せなお産をしよう！　あなたのお産を楽しく変える魔法のことば50』藤原紹生（ザメディアジョン）

池川 明（いけがわ・あきら）

昭和29（1954）年東京都生まれ。帝京大学医学部卒。医学博士。上尾中央総合病院産婦人科部長を経て、平成元（1989）年横浜市金沢区に出産を扱う有床診療所池川クリニックを開設。現在は外来診察と講演活動を行っている。平成13（2001）年9月、全国保険医団体連合会医療研究集会で「胎内記憶」について発表しそれが新聞で紹介され話題となる。

日本胎内記憶教育協会を平成29（2017）年に立ち上げ、胎内記憶教育の普及活動と講師養成に力を入れ、同時に飛谷こども研究所と共同でクォンタム・バースを提唱、出産する母親向けに講座を開設している。

日本胎内記憶教育協会　https://premea.or.jp/

飛谷こども研究所　https://tobitani-kodomoken.jp/

まぐまぐメルマガ（胎内記憶情報有料配信）

https://www.mag2.com/m/0001680211.html

《著書・監修書》

『胎内記憶でわかった 子どももママも幸せになる子育て』（誠文堂新光社）、『ママ、いのちをありがとう。』（二見書房）、『生まれた意味を知れば、人は一瞬で変われる』（中央公論新社）、『笑うお産』（KADOKAWA／中経出版）、『だから、ママのところに来たんだよ。』（総合法令出版）、『子どもはあなたに大切なことを伝えるために生まれてきた。』（青春出版社）、『赤ちゃんと話そう！ 生まれる前からの子育て』（学陽書房）など

《ホームページアドレス》

池川クリニック　http://ikegawaclinic.net/

公式ホームページ　http://ikegawaakira.com/

おなかの中から始める子育て［新訂版］

2019年8月20日　初版印刷
2019年8月30日　初版発行

著　者　池川　明
発行者　植木宣隆
発行所　株式会社サンマーク出版
東京都新宿区高田馬場2-16-11
（電）03-5272-3166

印刷　株式会社暁印刷　　製本　株式会社村上製本所

ISBN978-4-7631-3777-7 C0037
ホームページ　https://www.sunmark.co.jp